超実践！
脳血管障害
パーフェクトガイド

―ビジュアルで理解し，事例で確認できる―

監修 中嶋 秀人　　執筆 中嶋 秀人
　　　　　　　　　　　　小林絵里佳

総合医学社

執筆者一覧

●**監　修**

中嶋　秀人　大阪医科大学　神経内科診療准教授

●**執　筆**

中嶋　秀人　大阪医科大学　神経内科診療准教授　　Part 1
小林絵里佳　関東労災病院看護師
　　　　　　脳卒中リハビリテーション看護認定看護師　Part 2, 3

はじめに

　脳血管障害は，日本人が患う最も多い疾患の一つであり，医療人であれば誰でも脳血管障害患者さんの診療やケアに携わったことがあると思います．
　脳血管障害の診療においては，一刻も早く診断し治療することが大切ですが，脳血管障害の症状や原因は千差万別です．目の前の患者さんがどういう病態なのか？　どうやって神経症状をみたらいいのか？　この薬剤はどういう目的で使用されているのか？　どのようなリハビリテーションをすれば良いのか？　現場ではこのようなさまざまな疑問が生じるのではないでしょうか．
　現場からのこのような疑問に答えるために，これまで医学教育研究所主催の「脳卒中の知識と看護」のセミナーを私と，関東労災病院 HCU 看護師で脳卒中リハビリテーション看護認定看護師の小林絵里佳さんの二人で行ってきました．幸い好評を得て書籍化の要望をいただき，本書の発刊に至りました．
　脳血管障害の病態の理解には，解剖や原因を含めた知識が必要です．また治療では，内科的薬剤治療，外科治療，血管内治療，リハビリテーションなどさまざまなものがありますが，それぞれの治療が何を目的としているのかも理解する必要があります．これらの脳血管障害の発症原因とそれに対する治療を体系的に把握できれば，脳血管障害のケアが効果的に行えるようになり，診療や看護が楽しくなることは間違いありません．
　本書は，脳血管障害の病態を基礎から学んで症候を理解できるように，また治療法を病態別に理解してリスク管理ができるように，さらにリハビリテーションを見据えて患者さんに応じた指導・支援ができるように，できるだけ多くのイラストや写真を載せ，わかりやすい内容になるように心がけました．看護師はもちろん，リハビリテーションセラピストを含めた医療従事者，プライマリケアや一般内科の医師，さらには研修医，医学生，看護学生の皆さんのお役に立つことができれば幸いです．
　最後に，画像やイラストの提供などのご協力を賜りました，大阪医科大学放射線科の東山央先生，大阪医科大学中央検査部の池田有利先生，大西脳神経外科病院脳神経外科の大西宏之先生に御礼申し上げます．

2017 年 10 月

大阪医科大学 神経内科

中嶋　秀人

目 次

Part1 脳血管障害の知識

1　脳の解剖・生理を理解しよう ……………………………………………………… 2
神経系の構造／大脳の機能／脳の血管／脳幹の構造／小脳と大脳基底核の機能

2　脳血管障害の病態生理を理解しよう ……………………………………………… 10
脳血管障害の定義と分類／脳出血／くも膜下出血／ラクナ梗塞／アテローム血栓性脳梗塞／心原性脳塞栓症／一過性脳虚血発作／発症後も進行する脳梗塞／脳血管障害の変遷とリスクファクター

3　脳血管障害の多彩な症状を理解しよう …………………………………………… 22
脳血管障害の症状と特徴／脳血管障害の診療に用いるスケール／神経診察のプロセス／高次脳機能障害

4　脳血管障害の検査・診断法を理解してケアに活かそう ………………………… 33
脳血管障害の診療手順／CT／MRI／MRA／頸動脈超音波検査／脳血管撮影／その他の検査

5　脳血管障害の治療法を理解してケアに活かそう ………………………………… 47
チーム医療と医療連携／急性期脳梗塞治療の意義／急性期脳梗塞治療のポイント／血栓溶解療法と血栓回収療法／リハビリテーション／地域医療連携クリティカルパス／脳梗塞慢性期の治療〜再発予防〜／脳血管内治療

Part2 疾患別の病態観察と看護

1　はじめに〜急性期看護の考え方〜 ………………………………………………… 68

2　脳梗塞 ………………………………………………………………………………… 70
a. 看護に必要な脳梗塞の基礎知識
バイタルサインの安定／診断・検査・説明／治療開始／血圧管理・症状観察／急性期リハビリテーション

b. 脳梗塞急性期をより詳しくみよう …………………………………………………… 80
脳血管が閉塞しやすい部位

c. 事例で急性期脳梗塞の看護を考えよう ……………………………………………… 84

3 脳出血 ……………………………………………………………………86
　a. 看護に必要な脳出血の基礎知識
　　診断・検査・説明／治療開始／血圧管理・症状観察／回復／高血圧性脳出血の手術適応とは？／脳出血が頻発する部位
　b. 事例で脳出血の看護を考えよう ……………………………………91

4 くも膜下出血 ……………………………………………………………95
　a. 看護に必要なくも膜下出血の基礎知識
　　治療ステージⅠ／治療ステージⅡ／治療ステージⅢ／スパズムの予防と対応方法
　b. くも膜下出血の部位別観察ポイント …………………………… 104
　c. ドレナージ管理 …………………………………………………… 106
　　脳室／脳槽／脳室／脳槽ドレナージ
　d. 事例でくも膜下出血の看護を考えよう ………………………… 110

Part3　回復支援と患者・家族ケア

1 回復支援のために何をみる？ …………………………………… 114
　　背面開放座位／ROM訓練

2 急性期疾患と家族ケア …………………………………………… 121
　　家族とは／家族ケアとは

3 回復支援の観察とケア …………………………………………… 124
　　安静臥床がもたらす合併症／脳血管障害再発予防

4 ICFモデル ………………………………………………………… 134
　　ICFモデル／ICFモデルの応用

5 機能変化と心理状態 ……………………………………………… 137
　　発症から回復期まで／自己効力感

　■ 索　引 ……………………………………………………………… 141

表紙イラスト：Fedorov Oleksiy/wowomnom（Shutterstock.com）

Part 1
脳血管障害の知識

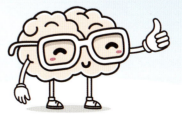

1 脳の解剖・生理を理解しよう

神経系の構造

- 神経系は中枢神経系と末梢神経系から構成され，中枢神経系は脳と脊髄を指し，運動や感覚機能を統括します（図1-1）[1]．
- 末梢神経系は脳・脊髄と筋肉や皮膚の感覚受容体とを結ぶ神経路のことをいい，脳神経と脊髄神経からなります（図1-1）[1]．
- 運動神経は大脳から末梢組織である骨格筋へ情報を伝える経路であり遠心路ともよばれ，一方，感覚神経は末梢組織である感覚受容体から大脳へ情報を伝える経路であり求心路ともよばれます．

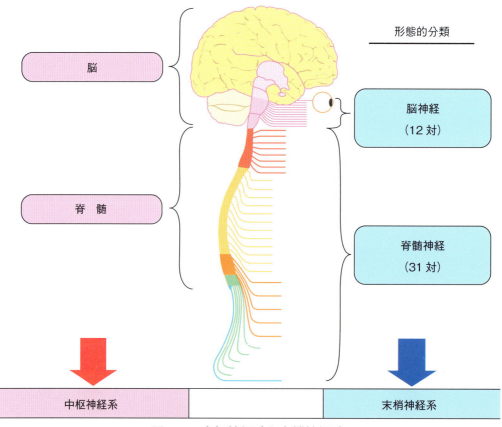

図1-1　中枢神経系と末梢神経系
（医療情報科学研究所編：病気がみえる vol.7 脳・神経．メディックメディア，p252，2011 より引用）

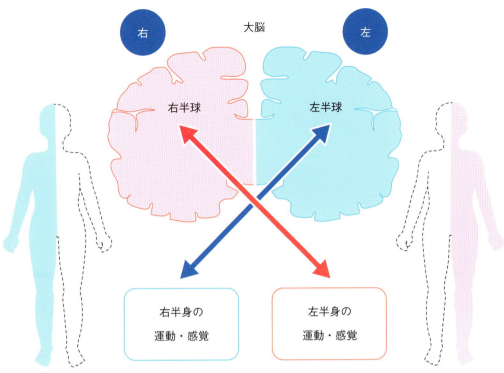

図 1-2　左右大脳半球の支配
(医療情報科学研究所編：病気がみえる vol.7 脳・神経. メディックメディア, p3, 2011 より引用)

大脳の機能

- 大脳は左右 2 つの半球に分かれ，左右それぞれの半球は対側の体の運動と感覚を司ります（図 1-2）[2]．

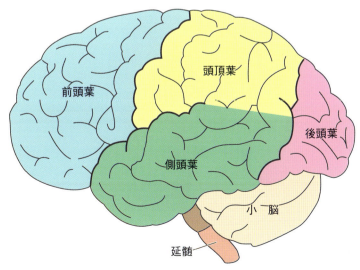

図 1-3　大脳皮質の 4 つの葉

1　脳の解剖・生理を理解しよう　3

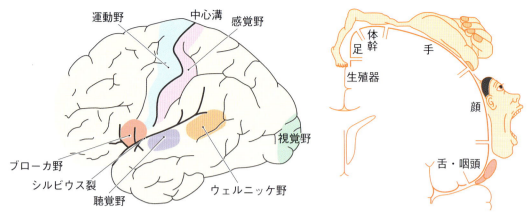

図1-4 運動野と感覚野の体部位局在

- 右利きの人では言語機能を司る部位が左半球にあり，この言語機能を有する半球を優位半球といいます．また，左利きの人の70～80％は優位半球が左にあるとされています．
- 大脳の表面には多数の脳溝と脳回（隆起部）があり，大脳半球の表面である大脳皮質に神経細胞が集まり，運動，感覚，言語，情動，本能行動などの神経中枢が存在します．
- 大脳は前頭葉，頭頂葉，側頭葉，後頭葉の4つの葉に分けられ，前頭葉は随意運動や運動性言語（ブローカ野），人格・精神活動，頭頂葉は感覚，空間や物体の認識，側頭葉は聴覚や言語の理解（ウェルニッケ野），後頭葉は視覚を司ります **(図1-3)**．
- 中心溝の直前の中心前回（前頭葉）には運動野，直後の中心後回（頭頂葉）には感覚野があり，それぞれ体部位と対応する局在を有しています．頭頂部内側には足に対する局在があり，外側に向かって体幹，手，顔となっています **(図1-4)**．

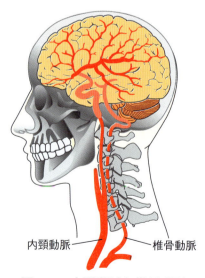

図1-5 内頸動脈と椎骨動脈

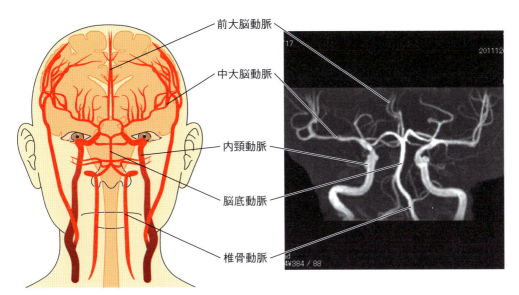

図 1-6　脳の血管（正面）

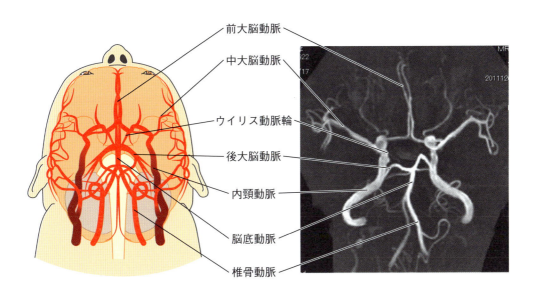

図 1-7　脳の血管（水平面）

脳の血管

- 脳には総頸動脈から分岐する左右の内頸動脈と鎖骨下動脈から分岐する左右の椎骨動脈の計 4 本により血液が供給されています（図 1-5）．
- 内頸動脈は前大脳動脈と中大脳動脈になり，左右の椎骨動脈は 1 本の脳底動脈を経て再び左右に分岐し後大脳動脈となります（図 1-6，1-7）．

1　脳の解剖・生理を理解しよう

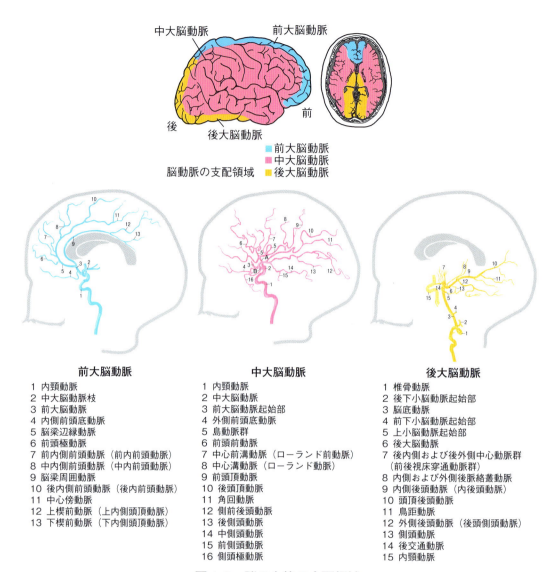

図 1-8　脳の血管の支配領域

(市川靖充：脳血管障害に伴う高次脳機能障害について教えてください．"徹底ガイド！　高次脳機能障害"新貝尚子，森田将健編．総合医学社，p13, 2016 より引用)

- 前大脳動脈は大脳の内側，中大脳動脈は大脳外側，後大脳動脈は大脳の後部を灌流しています．中大脳動脈は大脳外側表面を中心に大脳半球の広範囲を支配し運動野や感覚野を含むため，中大脳動脈の血管障害では重篤な運動麻痺をきたすことも多く，優位半球の場合は失語症も生じます（図 1-8）[3]．

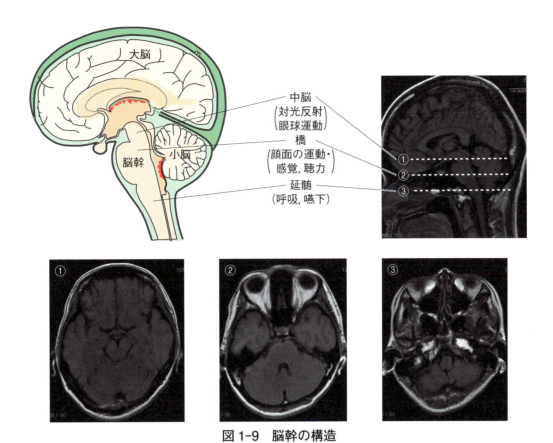

図1-9 脳幹の構造

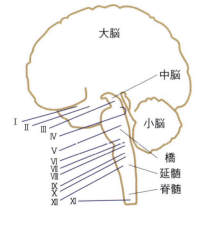

番号	名称	働き
Ⅰ	嗅神経	嗅覚
Ⅱ	視神経	視力,視野
Ⅲ	動眼神経	眼球運動(上転,内転,下転),瞳孔
Ⅳ	滑車神経	眼球運動(内下転)
Ⅴ	三叉神経	顔面,頭部の感覚,咀嚼筋の運動
Ⅵ	外転神経	眼球運動(外転)
Ⅶ	顔面神経	顔面表情筋運動,涙腺,唾液,舌味覚
Ⅷ	聴神経	聴覚,平衡感覚
Ⅸ	舌咽神経	舌,咽頭部の感覚
Ⅹ	迷走神経	軟口蓋,咽頭,喉頭の運動
Ⅺ	副神経	肩,首の運動(胸鎖乳突筋、僧帽筋)
Ⅻ	舌下神経	舌の運動

図1-10 脳神経

1 脳の解剖・生理を理解しよう 7

脳幹の構造

- 脳幹は大脳と脊髄を連結する部分で，背側は小脳とつながっています．中脳，橋，延髄から構成され，中脳は対光反射や眼球運動，橋は顔面の感覚や運動，聴力，延髄は呼吸や嚥下機能と関連しています（図1-9）．
- 脳神経は脳幹から出る左右12対の末梢神経であり，頭頸部の運動や感覚，自律神経機能を司ります．神経の出る高さにより上からⅠ～Ⅻの番号がついています（図1-10）．

事例で考えてみよう

46歳，男性．昨日夕食後から回転性めまい，悪心，嘔吐が出現．その日はそのまま様子をみて休んだが，しゃっくりが続き，水を飲むと嚥下しにくさを感じた．翌朝，めまいは持続し嘔吐を繰り返すため救急搬送された．回転性めまいのほか，眼振，嚥下障害，右顔面のしびれ，右上肢の失調所見を認めた（図1-11）．

診断：ワレンベルグ症候群

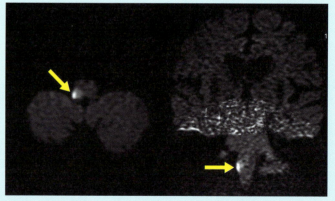

図1-11　ワレンベルグ症候群

- ワレンベルグ症候群は延髄外側症候群ともよばれ，椎骨動脈ないし後下小脳動脈の閉塞による延髄梗塞です．若年者では椎骨脳底動脈の解離が原因になることもあります．
- めまい，眼振，嘔吐，悪心，嚥下障害，嗄声，吃逆を訴え，病巣側の小脳症状，顔面の温痛覚障害，ホルネル症候，また，病巣側の対側に頸部以下の体幹・上下肢の温痛覚障害を認めますが，運動麻痺はありません．

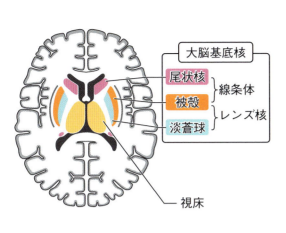 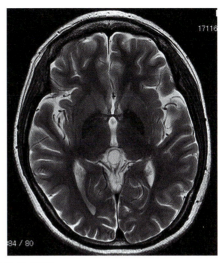

図1-12　大脳基底核の構造

小脳と大脳基底核の機能

- 小脳は脳幹の背側にあり後頭蓋窩に位置し，椎骨脳底動脈より血液灌流を受けます．小脳は四肢・体幹の動きの調節や，平衡・眼球運動の調節にかかわり，小脳機能障害を運動失調，または協調運動障害といいます．
- 大脳基底核は大脳深部に存在し，淡蒼球，被殻，尾状核から構成されます（図1-12）．大脳基底核は錐体路による運動機能を制御する機能をもち，小脳とは異なる神経経路であり錐体外路ともよばれます．大脳基底核の障害による錐体外路症状として，パーキンソン病にみられる振戦，無動，筋強剛があります．

2 脳血管障害の病態生理を理解しよう

脳血管障害の定義と分類

- 脳血管障害には血管の閉塞や狭窄により生じる虚血性脳血管障害と血管の破綻により生じる出血性脳血管障害があり,どちらも古くから脳卒中ともよばれています(図2-1).
- 虚血性脳血管障害には脳梗塞の大きさからラクナ梗塞,アテローム血栓性脳梗塞,心原性脳塞栓症,一過性脳虚血発作(TIA)の病型に分類され,出血性脳血管障害には脳出血とくも膜下出血があります(図2-1,2-2)[4].

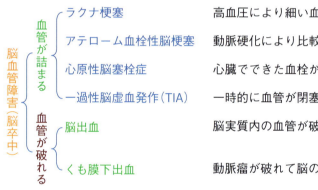

図2-1 脳血管障害の分類

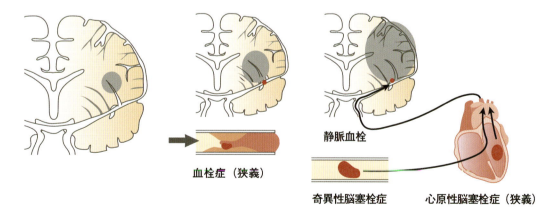

図2-2 脳梗塞の分類

(山岡由美子:脳梗塞の原因と治療法について教えてください."これだけは知っておきたい脳神経外科ナーシングQ&A"森田明夫編,第2版.総合医学社,pp78-80,2014より引用)

- 各病型で急性期治療の内容や再発予防治療の方針が異なってくるため，各患者の病型を把握することが重要です．

脳出血

事例で考えてみよう

61歳，女性．高血圧で加療中であった．自宅で突然頭痛と右上肢の脱力を訴え，その後に意識もうろう状態となり救急搬送された．血圧 210/140 mmHg，意識は JCS 100，顔面を含む右半身麻痺を認めた（図2-3）．
診断：左被殻出血

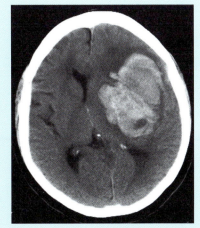

図2-3 頭部CT

- 脳実質内の出血であり，原因としては高血圧が主ですが，もやもや病や脳静脈奇形でも起こります．脳出血の好発部位は被殻，視床，脳幹，小脳です．
- 脳出血の部位と血腫の大きさにより，運動麻痺や感覚障害，構音障害など神経局所症状，頭痛，意識障害を示します．
- 血腫が大きいと血腫周囲の浮腫も伴って脳幹を圧迫して脳ヘルニアをきたし，意識障害，瞳孔の散瞳，呼吸障害を示し予後不良となります．また，脳幹出血も脳ヘルニアと同様の症状をきたすため予後不良です．

> **事例で考えてみよう**
>
> 56歳の男性．5年前から健診で高血圧を指摘されるも放置．今朝，仕事中に突然，意識障害を生じた後に全身性の強直間代性痙攣発作を生じて救急搬送された．意識は昏睡状態 JCS 300，四肢麻痺状態で両側のバビンスキー徴候を認めた（図2-4）．
> 診断：脳幹（橋）出血

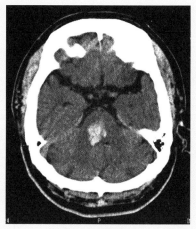

図2-4　頭部CT

くも膜下出血

> **事例で考えてみよう**
>
> 58歳，男性．仕事中に激しい頭痛が突然出現して救急搬送された．血圧198/112 mmHg，意識はJCS 3，明らかな運動麻痺は認めなかった（図2-5）．
> 診断：くも膜下出血

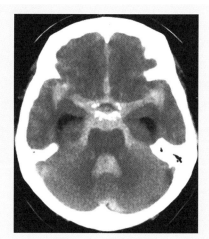

図2-5　頭部CT

- 脳の表面の血管が破れて，くも膜下腔に出血します．多くは脳動脈瘤破裂が原因です(図2-6)[5]．脳動脈瘤破裂のピークは50歳代で，女性にやや多くみられます．
- 激しい頭痛と嘔吐，意識障害が突然生じますが，運動麻痺や構音障害など神経局所症状を示すケースは多くありません．
- 急激で重篤な経過を示すことが少なくなく病院到着前に死亡することもあります．発症1ヵ月後の予後として，3分の1は社会復帰できますが，3分の1は後遺症が残り，

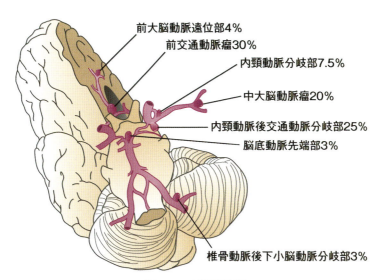

図 2-6　脳動脈瘤

（木村俊運：脳動脈瘤はどのくらい発生し，どこにできやすいですか？　また，どのように破裂が起こるのですか？．"これだけは知っておきたい脳神経外科ナーシング Q&A" 森田明夫編，第 2 版．総合医学社，p101，2014 より引用）

残り 3 分の 1 は死亡しています．

ラクナ梗塞

事例で考えてみよう

72歳，女性．高血圧で加療中であった．前日まで特に異常を自覚しなかったが，今朝目覚めたとき，右半身のしびれ，右手の脱力感，違和感を自覚し，かかりつけの内科を受診．救急外来を紹介され受診した．血圧168/92 mmHg，意識は清明，顔面を含む右半身麻痺を認めた（図2-7）．
診断：ラクナ梗塞

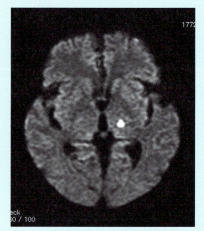

図2-7　頭部MRI

- 細かい血管（穿通枝）の閉塞により起こる直径5〜15 mmの小さな梗塞で，おもに高血圧によって起こります．
- 大脳白質や大脳基底核，脳幹などに起こりやすいですが，限局した範囲の脳梗塞のため症状は比較的軽度です．
- 脳ドックなどのMRI検査で見つかることもあり，症状がない場合は無症候性脳梗塞（隠れ脳梗塞）とよばれます．

アテローム血栓性脳梗塞

事例で考えてみよう

65歳，男性．高血圧，糖尿病，高脂血症で加療中であった．午前の仕事中に右手の脱力感を自覚していたが，午後になり右下肢の脱力も出現して，起立歩行がしにくくなったため救急車で来院した．血圧178/98 mmHg，意識は清明，顔面を含む右半身麻痺を認めた（図2-8）．

診断：アテローム血栓性脳梗塞

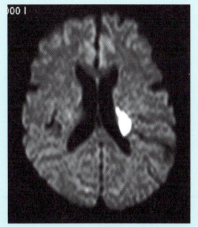

図2-8 頭部MRI

- 比較的太い血管が動脈硬化（アテローム硬化）により狭窄し，血栓ができて閉塞して起こる脳梗塞です．動脈硬化を生じる高血圧，高脂血症，糖尿病，さらにメタボリックシンドロームが原因となり，ラクナ梗塞より梗塞も大きく重症となります．

- 穿通枝梗塞の一型として分枝粥腫型梗塞（BAD）があります．ラクナ梗塞が穿通枝の末端部分の脳梗塞であるのに対し，BADは穿通枝の起始部が閉塞し，穿通枝全体の領域の梗塞になるため，ラクナ梗塞より重症で症状が進行することも多く，アテローム血栓性脳梗塞として位置づける必要があります．

心原性脳塞栓症

事例で考えてみよう

82歳，女性．午前中は元気であったが，家族が買い物に出かけ帰宅すると居間で倒れていた．唸っていたが返答はできず救急車を呼んだ．左手は振り払うような動作があったが，右上下肢に動きは見られなかった（図2-9）．
診断：心原性脳塞栓症

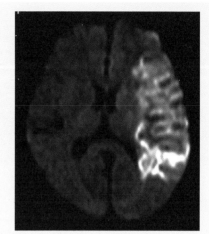

図2-9　頭部MRI

- 心臓内にできた血栓が血流に乗って脳の太い血管を閉塞して起こる脳梗塞であり，心房細動がおもな原因となります．
- 広範囲な脳梗塞が生じるため重症で，高度の後遺症が残ることが多く，死亡につながることもあります．

MEMO　血栓と塞栓

血液成分が固まってできた塊を血栓とよび，動脈内でできた血栓は血小板が主成分（血小板血栓），心臓内や静脈内でできた血栓はフィブリンが主成分となる（フィブリン血栓）．血小板血栓の予防には抗血小板薬（アスピリン，クロピドグレル），フィブリン血栓の予防には抗凝固薬（ワルファリン，NOAC）を使用する．心臓内や血管内にできた血栓が遊離して血流に流されて血管を閉塞することを塞栓という．

一過性脳虚血発作

事例で考えてみよう

61歳，女性．高血圧と糖尿病のため近医で加療中であった．午後の買い物中に左手の脱力を自覚し，呂律が回りにくくなった．安静にして休んでいると30分程度でこれらの症状は消失した．1週間前にも自宅で同様の症状が出現し，このときは休んでいると10分程度で消失した．
診断：一過性脳虚血発作（TIA）

- 脳内の血管がいったん塞がれますが短時間で再開通し，24時間以内に症状が消失するものをTIAとよびます．TIAを起こす血管狭窄や血栓症，心房細動などが原因です（図2-10）．
- TIAは脳卒中の前触れとされ，TIAを経験した患者はTIA後90日以内に20％が脳梗塞を発症し，その半数は2日以内に発症します．そのため，TIAは脳梗塞として扱い，緊急のCT/MRI検査を行い，治療を開始する必要があります．

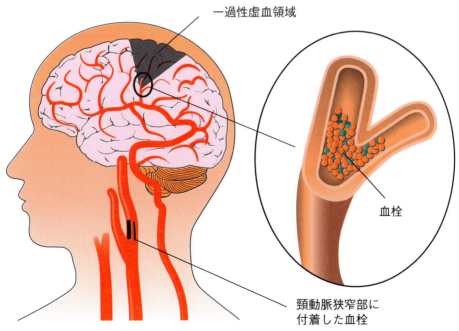

図2-10　TIAの機序

発症後も進行する脳梗塞

事例で考えてみよう

71歳，男性．左半身の運動麻痺が発症して救急搬送された．右脳梗塞と診断され入院．点滴による治療が開始された．入院時，握力低下はあったが左上肢の挙上と起立は可能であった．翌朝に病床を訪れたとき，起立不能で上肢は完全麻痺になっていた．
診断：進行性脳梗塞

- 急性期の脳梗塞患者の中には適切な治療にもかかわらず進行する症例，いったん治療に反応してもすぐに増悪に転じる症例が存在します．アテローム血栓性脳梗塞，普段の高血圧や糖尿病のコントロールが悪い人に生じやすく，血栓形成亢進状態や遊離血栓による虚血の進行が機序として考えられます．

- 治療開始後の症状増悪は脳浮腫の進行や続発する出血性梗塞によっても生じます．脳梗塞発症後の症状進行はめずらしくないため，治療開始後も急性期の間は注意深く症状を観察し，患者本人や家族にも症状が進行する可能性があることを最初に説明しておく必要があります．

脳血管障害の変遷とリスクファクター

- かつて日本人の3大死因の1つといわれた脳血管障害は，現在，死因の第4位になりましたが（図2-11），脳血管障害患者数は高止まりとなっています（図2-12）．
- 半世紀前，死因1位の脳出血は高血圧治療の進歩により著減しましたが，動脈硬化やメタボリック症候群による脳梗塞が増えたことを反映しています（図2-13）．
- 脳梗塞発症のリスクファクターには高血圧，糖尿病，高脂血症，心房細動，肥満・メタボリックシンドロームがあり，その他には喫煙，多量飲酒，睡眠時無呼吸症候群が挙げ

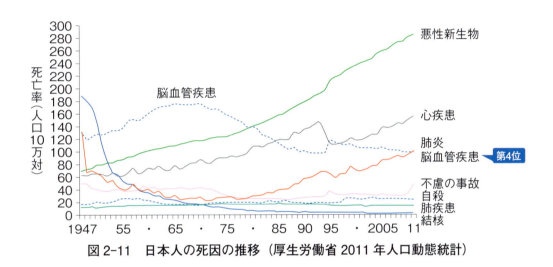

図2-11 日本人の死因の推移（厚生労働省2011年人口動態統計）

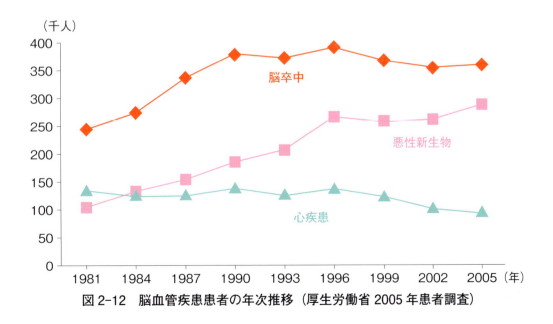

図2-12 脳血管疾患患者の年次推移（厚生労働省2005年患者調査）

2 脳血管障害の病態生理を理解しよう

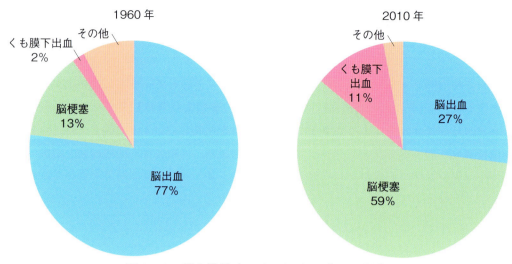

図 2-13　脳血管障害による死亡の内訳の推移
(厚生労働省 1960 年，2010 年人口動態統計をもとに作成)

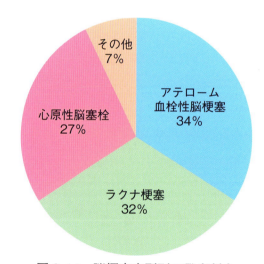

図 2-14　脳梗塞病型別の発症割合
(荒木信夫，大櫛陽一，小林祥泰：病型別・年代別頻度．"脳卒中データバンク 2009" 小林祥泰編．中山書店，p23, 2009 を改変)

られます．

- 脳梗塞の病型として，かつて脳梗塞全体の半数を占めたラクナ梗塞は高血圧管理の改善により減少しましたが，糖尿病，高脂血症，肥満の増加によりアテローム血栓性脳梗塞，また高齢化により心房細動が増加し，現在は 3 つの病型の発症数はほぼ同じ割合となっています（図 2-14）[6]．
- かつては高齢者の疾患とされた脳梗塞は，若い世代の動脈硬化やメタボリックシンド

ロームの増加により若年化しています．また，脳血管障害発症後1年で10%，10年で50%の再発があるとされ，超高齢社会においては再発予防は重要課題といえます．

3 脳血管障害の多彩な症状を理解しよう

脳血管障害の症状と特徴

- 脳は局在により司る機能がさまざまなので，脳血管障害が起こる部位により多彩な症状が現れます（表3-1）．
- 脳梗塞や脳出血は神経局在症状が主ですが，くも膜下出血では頭痛や意識障害が主で，神経局在症状はまれです．
- 脳血管障害の発症は「友人と会話中に急に呂律が回らなくなった」「洗い物をしている途中に手に力が入らなくなった」「トイレに入っているとき片足がしびれて力が入らなくなった」，その場に時計があれば発症時間がわかるような突発性が特徴です．

脳血管障害の診療に用いるスケール

CPSS（シンシナティ病院前脳卒中スケール）

- 救急隊員ができるだけ簡単で正確に脳血管障害のサインを見極められるように作成された診断スケールです（表3-2）．

表3-1 脳血管障害の症状

- 片方の手足に力が入らない（運動麻痺）
- 片方の手足がしびれる（感覚障害）
- 呂律が回らなくなる（構音障害）
- 言葉が出なくなる，理解できない（失語症）
- 顔に歪みが出る（片側顔面麻痺）
- フラフラしてまっすぐに歩けない，つまずきやすい（小脳失調）
- 片方の目に膜がかかったように見えなくなる（一過性黒内障）
- 視野が狭くなる（視野障害）
- ものが二重になって見える（複視）

表3-2 CPSS

顔面の下垂（歯を見せるように，あるいは笑顔を指示）
　正　常　—　両側が等しく動く
　異　常　—　片側がもう一側のように動かない
上肢の挙上（目を閉じさせ，10秒間上肢をまっすぐ伸ばすよう指示）
　正　常　—　左右とも同じように挙がる，または左右ともまったく挙がらない
　異　常　—　片方が挙がらないか，もう一方と比べてフラフラと下がる
言　語（患者に話をさせる）
　正　常　—　正しい言葉を明瞭に話す
　異　常　—　不明瞭な言葉，間違った言葉，またはまったく話せない

- 顔面神経麻痺，上肢の麻痺，言語障害の3項目をチェックし，そのうち1項目でもあれば脳血管障害の可能性が70％以上，3項目ともあれば85％以上あるとされています．
- 早期発見のために「FAST」という標語で啓蒙活動が行われています．F（Face）「顔の片側が下がってないか？」，A（Arm）「片腕に脱力や麻痺がないか？」，S（Speech）

表3-3　NIHSS

1a．意識水準	□0：完全覚醒　□1：簡単な刺激で覚醒 □2：繰り返し刺激，強い刺激で覚醒　□3：完全に無反応
1b．意識障害 質問 （今月の月名および年齢）	□0：両方正解　□1：片方正解　□2：両方不正解
1c．意識障害 従命 （開閉眼，「手を握る・開く」）	□0：両方正解　□1：片方正解　□2：両方不可能
2．最良の注視	□0：正常　□1：部分的注視視野　□2：完全注視麻痺
3．視　野	□0：視野欠損なし　□1：部分的半盲 □2：完全半盲　□3：両側性半盲
4．顔面麻痺	□0：正常　□1：軽度の麻痺 □2：部分的麻痺　□3：完全麻痺
5．上肢の運動（右） ＊仰臥位のときは45°右上肢 □9：切断，関節癒合	□0：90°＊を10秒保持可能（下垂なし） □1：90°＊を保持できるが，10秒以内に下垂 □2：90°＊の挙上または保持ができない □3：重力に抗して動かない □4：まったく動きがみられない
上肢の運動（左） ＊仰臥位のときは45°左上肢 □9：切断，関節癒合	□0：90°＊を10秒保持可能（下垂なし） □1：90°＊を保持できるが，10秒以内に下垂 □2：90°＊の挙上または保持ができない □3：重力に抗して動かない □4：まったく動きがみられない
6．下肢の運動（右） □9：切断，関節癒合	□0：30°を5秒間保持できる（下垂なし） □1：30°を保持できるが，5秒以内に下垂 □2：重力に抗して動きがみられる □3：重力に抗して動かない □4：まったく動きがみられない
下肢の運動（左） □9：切断，関節癒合	□0：30°を5秒間保持できる（下垂なし） □1：30°を保持できるが，5秒以内に下垂 □2：重力に抗して動きがみられる □3：重力に抗して動かない □4：まったく動きがみられない
7．運動失調 □9：切断，関節癒合	□0：なし　□1：1肢　□2：2肢
8．感　覚	□0：障害なし　□1：軽度から中等度　□2：重度から完全
9．最良の言語	□0：失語なし　□1：軽度から中等度 □2：重度の失語　□3：無言，全失語
10．構音障害 □9：挿管または身体的障壁	□0：正常　□1：軽度から中等度　□2：重度
11．消去現象と注意障害	□0：異常なし □1：視覚，触覚，聴覚，視空間，または自己身体に対する不注意，あるいは1つの感覚様式で2点同時刺激に対する消去現象 □2：重度の半側不注意あるいは2つ以上の感覚様式に対する半側不注意

「呂律は回っているか？」，T（Time）「上記症状に気づいたら発症時刻を確認して，すぐ119番を」の頭文字を組み合わせで表現されます．

●NIHSS（National Institute of Health Stroke Scale）

- 脳卒中神経学的重症度の評価スケールであり，脳血管障害患者急性期の重症度評価，脳梗塞の治療であるt-PA静注療法における管理評価に用いられます．
- 一通りの神経学的な観察が可能であり，ベッドサイドで点数が算出でき，0点が正常で点数が高いほど重症度も高くなり最大で42点となります（表3-3）．

●mRS（modified Rankin Scale）

- 患者の身体状況を示す日常生活の指標です（表3-4）．患者の退院時のADL（日常生活動作）や機能予後の指標としてよく用いられます．

表3-4　mRS

mRS		内容
0	まったく症候がない	自覚，他覚所見なし
1	症候はあっても明らかな障害はない	日常の務めや活動は行える
2	軽度の障害	発症以前の活動をすべて行えるわけではないが身の回りのことは自立
3	中等度の障害	何らかの介助を必要とするが歩行や食事は自立している
4	中等度から重度の障害	歩行，着衣，食事に介助は必要である
5	重度の障害	常に誰かの介助が必要である
6	死亡	

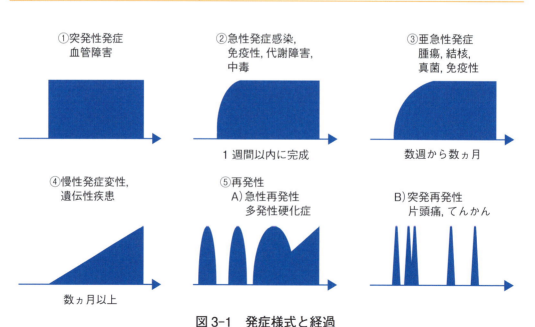

図3-1　発症様式と経過

神経診察のプロセス

●問診と外見

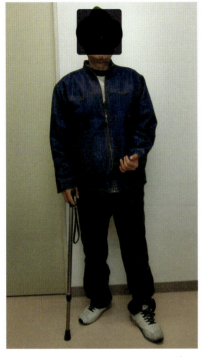

図 3-2　ウェルニッケ・マン肢位

- 発症から症状の完成に至るまでの進行の速さである発症様式と経過により病因を決定することができます（図3-1）．突発性発症では血管障害を第一に考え，急性発症では感染症，代謝異常や中毒，亜急性発症では腫瘍，結核や真菌感染，慢性発症では変性や遺伝性疾患を考慮します．
- 問診と同時に患者の外見をチェックすることが重要です．脳血管障害など一側の大脳半球障害による痙性片麻痺があると上肢屈曲位下肢伸展位であるウェルニッケ・マン肢位（図3-2）を取ることがしばしばあります．

●運動麻痺

- 運動神経は大脳，脳幹，脊髄の上位運動ニューロンと，脊髄前角細胞，末梢神経の下位運動ニューロンにと分けられ（図3-3），上位運動ニューロン障害である中枢性麻痺と下位運動ニューロン障害である末梢性麻痺，さらに筋肉障害の3つを想定して観察します．病因によって筋力低下を示す障害部位がパターン化されるので，障害部位は四肢のどの部位に認められるのか把握します（表3-5）．
- 一側上肢の軽い不全麻痺の有無をチェックするときはバレー徴候をみます．手のひらを上にして両腕を前方に水平に挙上させて閉眼し，そのまま保持するよう命じます．麻痺側の上肢は回内して，だんだん下に落ちてきます（図3-4）．
- 頭痛患者さんで，髄膜炎やくも膜下出血が疑われるときは項部硬直の有無を確認します．仰臥位で枕をはずして患者の頭部を持ち上げると，正常では抵抗なく，下顎が

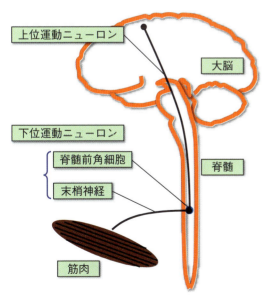

図 3-3　運動機能にかかわる神経と筋

表 3-5 筋力低下パターン

筋力低下の部位	原因	備考
単麻痺	・脳障害 ・末梢神経障害	・筋萎縮があれば末梢神経障害
片麻痺	・脳障害 ・脊髄障害	・顔面麻痺を伴うなら脳障害
対麻痺	・脊髄障害	
四肢麻痺	・頸髄障害 ・筋原性障害 ・神経原性障害	・近位筋優位なら筋原性で遠位筋優位なら神経原性

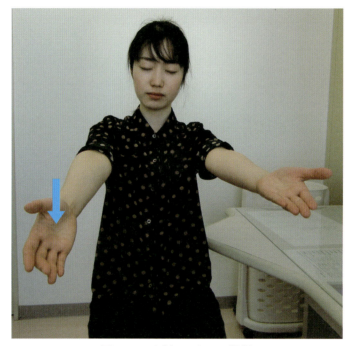

図 3-4 上肢のバレー徴候

胸につくまで頸部を屈曲させることができますが，髄膜炎やくも膜下出血などがあると頭部を持ち上げるときに抵抗があり，頸部が屈曲できずに肩が上がるようになります（図3-5）．

脳神経

- 一側の視力消失は視神経交叉部より前方の視神経障害で起こり，視神経炎や内頸動脈から分枝する眼動脈の循環障害による黒内障が原因となります．視神経交叉部より後方である視索，視放線の障害では両側眼で視野の半分が見えなくなる同名半盲（図3-6）が生じます．

正常　　　　　　　　　　　　項部硬直陽性

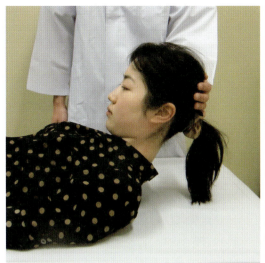
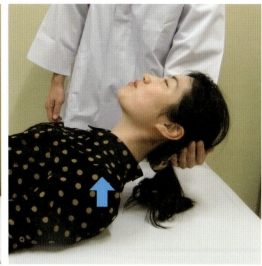

図3-5　項部硬直

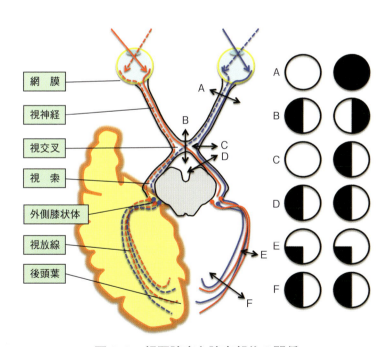

図3-6　視野障害と障害部位の関係

3　脳血管障害の多彩な症状を理解しよう

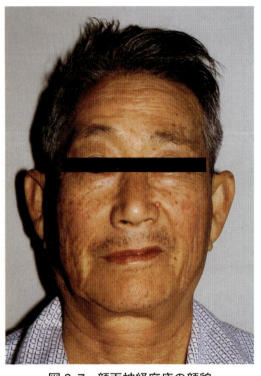

図3-7 顔面神経麻痺の顔貌

- 顔面神経は左右対になって顔面表情筋を支配しており，顔面神経麻痺があると顔面が左右非対称になります．麻痺側は鼻唇溝が浅くなり，瞬目も弱くなります（図3-7）．
- 嚥下と発語の診察では軟口蓋と舌の動きを見ます．患者さんに口を開けてもらい「アー」としっかり発音させたとき，麻痺があると麻痺側では軟口蓋の挙上が不良で，咽頭後壁は健側の収縮により麻痺側が健側に引っ張られます（カーテン徴候）（図3-8）．舌をまっすぐ前に出すように指示したとき，一側の麻痺があると舌は麻痺側に偏奇します（図3-9）．

運動失調

- 運動失調とは協調運動障害ともいわれ，筋力低下がないにもかかわらず，力の入り具合を微調整することができないことをいいます．そのため，日常生活では，歩行時に左右にふらつく，まっすぐに立っていられないとうバランス障害になって症状が出現します．
- 床面に引いた一直線上を一側のつま先に対側の踵を接触させながら歩行するものを「つ

安静時　　　　　　　　　発声時

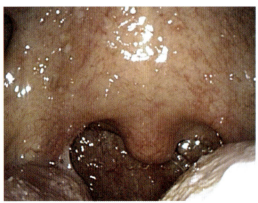 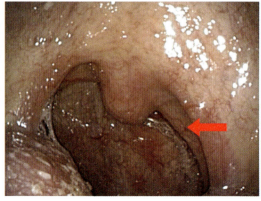

図3-8 軟口蓋と咽頭の麻痺（左）

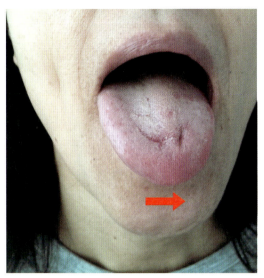

図3-9 舌下神経麻痺（左）

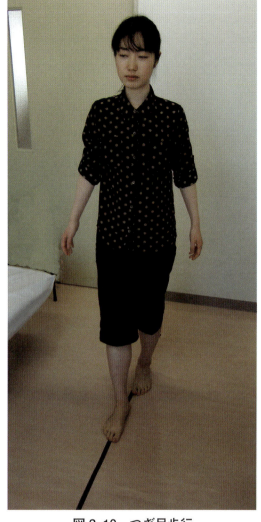

ぎ足歩行」とよび（図3-10），運動失調があるとつぎ足歩行ができなくなります．

●意識障害

- 意識障害の程度はジャパン・コーマ・スケール（Japan coma scale：JCS）（表3-6），グラスゴー・コーマ・スケール（Glasgow coma scale：GCS）（表3-7）を用いて評価するのが一般的です．

図3-10 つぎ足歩行

- 脳血管障害など頭蓋内疾患で意識障害が起こるのはもちろんですが，代謝性疾患，中毒，ショック，呼吸障害による低酸素など

MEMO　構音障害と失語

発語障害のうち，舌，口唇，咽喉頭筋など発語に関係する運動機能の障害を構音障害といい，大脳の言語中枢による障害を失語症と分類する．言語中枢とは，相手の言葉を聞いて理解して返事として言葉を話すことであり，失語症とは会話ができなくなることである．失語症には左前頭葉のブローカ（Broca）野の障害による運動性失語，左側頭葉のウェルニッケ（Wernicke）野の障害による感覚性失語，両者の障害による全失語がある．

表3-6　ジャパン・コーマ・スケール（JCS）

　　意識清明
Ⅰ．覚醒している（1桁の点数で表現）
　　1（Ⅰ-1）　　　見当識は保たれているが意識清明ではない
　　2（Ⅰ-2）　　　見当識障害がある
　　3（Ⅰ-3）　　　自分の名前・生年月日が言えない
Ⅱ．刺激に応じて一時的に覚醒する（2桁の点数で表現）
　　10（Ⅱ-1）　　普通の呼びかけで開眼する
　　20（Ⅱ-2）　　大声で呼びかけたり，強く揺するなどで開眼する
　　30（Ⅱ-3）　　痛み刺激を加えつつ，呼びかけを続けると辛うじて開眼する
Ⅲ．刺激しても覚醒しない（3桁の点数で表現）
　　100（Ⅲ-1）　　痛みに対して払いのけるなどの動作をする
　　200（Ⅲ-2）　　痛み刺激で手足を動かしたり，顔をしかめたりする
　　300（Ⅲ-3）　　痛み刺激に対しまったく反応しない

表3-7　グラスゴー・コーマ・スケール（GCS）

開眼機能（Eye opening）「E」	・自発的に，または普通の呼びかけで開眼 ・強く呼びかけると開眼 ・痛み刺激で開眼 ・痛み刺激でも開眼しない	E4 E3 E2 E1
言語機能（Verbal response）「V」	・見当識が保たれている ・会話は成立するが見当識が混乱 ・発語はみられるが会話は成立しない ・意味のない発声 ・発語みられず	V5 V4 V3 V2 V1
運動機能（Motor response）「M」	・命令に従って四肢を動かす ・痛み刺激に対して手で払いのける ・指への痛み刺激に対して四肢を引っ込める ・痛み刺激に対して緩徐な屈曲運動 ・痛み刺激に対して緩徐な伸展運動 ・運動みられず	M6 M5 M4 M3 M2 M1

全身性疾患の脳への間接的影響でも意識障害は生じ，実際には頭蓋内疾患と全身性疾患の頻度は五分五分です．

● 片麻痺，病的反射（バビンスキー徴候），共同偏視など脳局所症状が認められれば頭蓋内疾患が示唆されます．

● 脳梗塞など大脳病変であれば，眼球は病側を向く共同偏視が生じます（図3-11）．下方への偏倚は視床や中脳障害でみられます．

● 異常肢位には除皮質硬直と除脳硬直があります（図3-12）．両側の肘関節，手関節，手指屈曲，下肢伸展，内転の肢位を除皮質硬直といい，両側大脳半球の障害を示唆します．両上肢が伸展，内転，内旋し，両下肢が伸展内転し，足が足底に屈曲する肢位を除脳硬直といい，脳幹障害で起こります．

● 片麻痺は頭蓋内疾患を示唆する有力な所見です．意識障害下での片麻痺の判断として，一側の上下肢には自発的な動きがみられるのに対側では認められなければ，片麻痺が疑われます．痛み刺激に対する逃避反応などの左右差も片麻痺を示唆する所見となります．

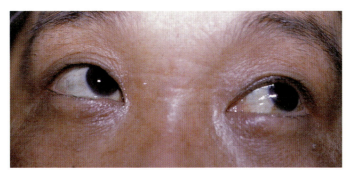

図3-11　共同偏視

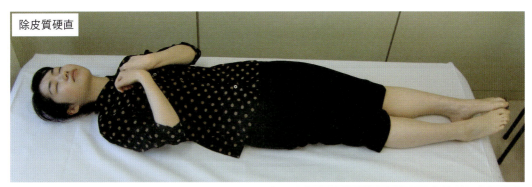

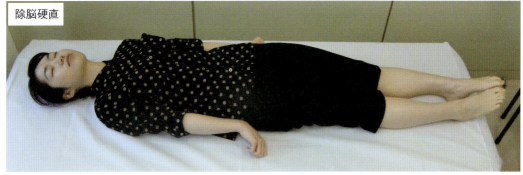

図3-12　除皮質硬直と除脳硬直

　また，仰臥位で一側の下肢が外転，外旋位にあれば，その側での麻痺が疑われます．

高次脳機能障害

- 失行，失認，失語は大脳の局在性徴候であり，大脳皮質の障害を意味します．
- 運動麻痺や小脳失調，また筋強剛や不随意運動などの運動障害はないのに，まとまった動作や行為ができないことを失行といいます．
- 観念運動失行では「さよならと手を振る」「敬礼のポーズを取る」といった単純で習慣

的な動作を命じてもできなくなり，観念失行では，お茶葉と急須と湯呑を渡してお茶を入れるように命じても，道具を使った行為，動作手順の遂行ができなくなります．いずれも左半球頭頂葉の障害により起こります．

● 着衣失行では，服の着衣がうまくできず，左右，前後，表裏を間違えたり，被ったシャツの頭を出す位置がわからなくなったりします．これは右半球の頭頂葉の障害が原因です．

● 一側大脳半球の頭頂葉の障害により，対側の半側視空間にある対象物を認知できず無視することを半側空間無視（半側視空間失認）といいます．右半球の病変で生じやすく，患者の右側にいる人は認識するのに，左側に立つと認識できないことや，お膳の食べ物も右側に置いてあるものだけ食べて，左側の食べ物に手をつけないことで，半側空間無視があることに気づくことがあります．

4 脳血管障害の検査・診断法を理解してケアに活かそう

脳血管障害の診療手順

- 突発する神経症状があり脳血管症状が疑われれば，採血，心電図，胸部X線検査とともに脳CT検査を行い，脳出血やくも膜下出血があるかどうか確認します．出血が認められなければ脳梗塞を考慮し，MRI検査を施行して確認するのが一般的な診療手順です（図4-1）．
- CTは検査時間が短く，心臓ペースメーカなど体内金属による撮影制限がなく，MRIに比べて出血の有無が判断しやすいことが利点です．
- MRIではCTに比べて発症早期（数時間以内）の脳梗塞を検出することが可能です．従来のMRI撮像法では発症早期の脳梗塞と脳出血の区別が困難でしたが，近年のT2*（T2スター）では出血病変を検出することができます．

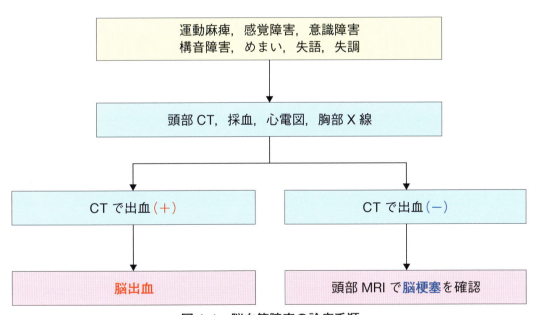

図4-1 脳血管障害の診療手順

CT

- 正常所見として，脳表面の髄腔と脳室内の髄液は黒色（低吸収）を示し，頭蓋骨は白色（高吸収），また脳実質は中間の灰色を示します（図4-2）．

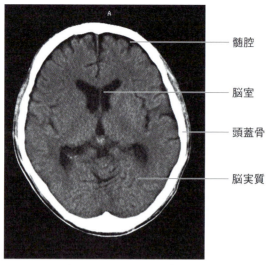

図4-2 CTの正常所見

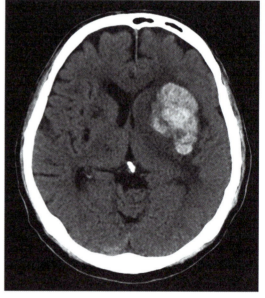

図4-3 脳出血

- 急性期の脳出血では血腫となり高吸収域として示されます（図4-3）．脳出血が高度となり血腫が増大すると脳浮腫を伴って周囲を圧迫するようになり，正中線が対側に変位する場合は正中偏位（ミッドラインシフト：midline shift）といい，脳室内に穿破して脳室出血を伴うことがあります（図4-4）．

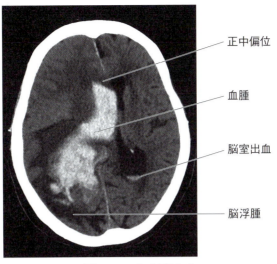

図 4-4 高度脳出血

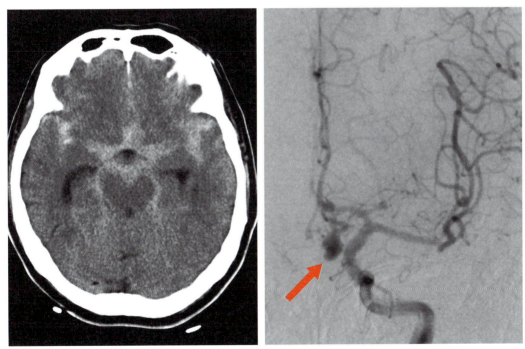

図 4-5 くも膜下出血の CT と血管撮影（破裂動脈瘤）

- くも膜下出血とは脳表のくも膜下腔に出血した状態であり、おもに脳動脈瘤破裂が原因です。そのため、出血を示す高吸収域が脳動脈瘤の存在する脳槽を中心に広がります（図4-5）。

4 脳血管障害の検査・診断法を理解してケアに活かそう　35

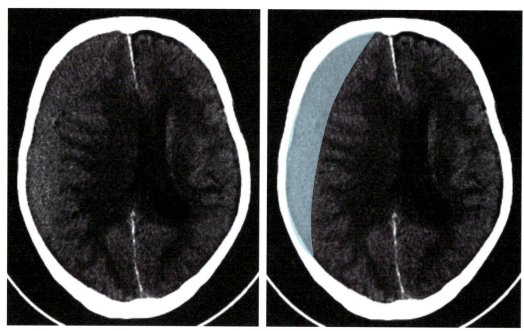

図4-6　慢性硬膜下血腫

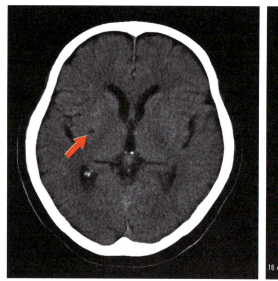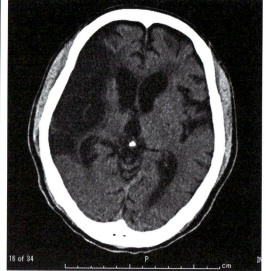

図4-7　脳梗塞

- 慢性硬膜下血腫では三日月型の吸収域として示されます（図4-6）．頭部を打撲してから1〜3ヵ月後に頭痛，半身の不全麻痺，意識状態の低下，認知症などが起こり，高齢者に多くみられます．
- 脳梗塞は低吸収域として示されます（図4-7）．しかし，発症直後には低吸収域は認められず，発症後数時間を経て出現し始めます（図4-8）．経時的に低吸収域は明瞭化し，

発症後2時間 発症後6時間

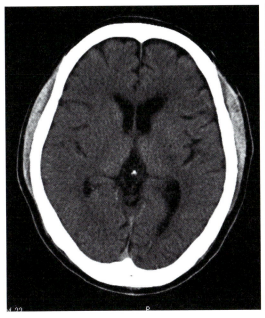
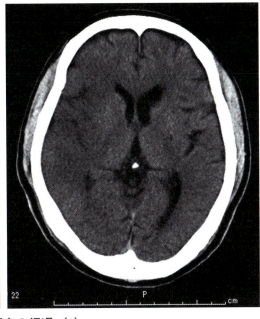

図4-8 脳梗塞の経過（1）

発症後1日 発症後3週間

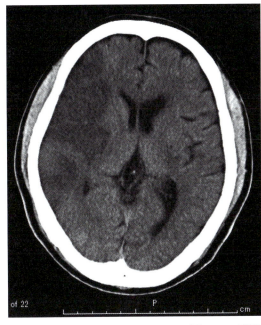
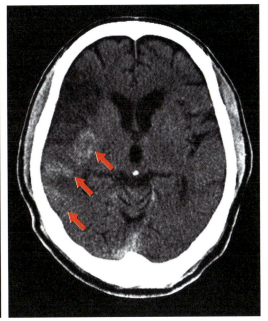

図4-9 脳梗塞の経過（2）

心原性脳塞栓症のような大きな脳梗塞では脳浮腫や正中偏位を伴ったり，閉塞部の再開通により2次的に出血して出血性梗塞を示します（図4-9）．

MRI

- MRIには複数の撮像法があり，画像所見として白色は高信号，黒色は低信号，中間は等信号と表現します．脳実質である固体成分はT1強調画像，T2強調画像とも等信号を示し，脳室の液体成分と脳梗塞の軟化組織はT1強調画像では低信号でT2強調画像では高信号を示します．FLAIRでは脳梗塞は高信号を示しますが脳室などの液体は低信号を示すため，脳室と周囲の梗塞を区別するのに役立ちます（図4-10）．
- MRIの長所として精度が高いことが挙げられます．CTでは一見正常にみえてもMRIで微小な梗塞や虚血巣が検出されることがあります（図4-11）．
- MRIのもう一つの長所として発症早期の脳梗塞を検出できることが挙げられます．拡散強調画像（DWI）という撮像法を用いると発症数時間以内の脳梗塞巣を明瞭に検出することができます（図4-12）．MRIの各画像を比較することで複数の脳梗塞の新旧を区別することができます（図4-13）．

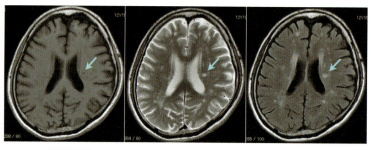

	T1強調画像	T2強調画像	FLAIR
脳室 （液体）	低信号	高信号	低信号
脳実質 （個体）	等信号	等信号	等信号
脳梗塞 （軟化）	低信号	高信号	高信号

図4-10　MRI画像の種類

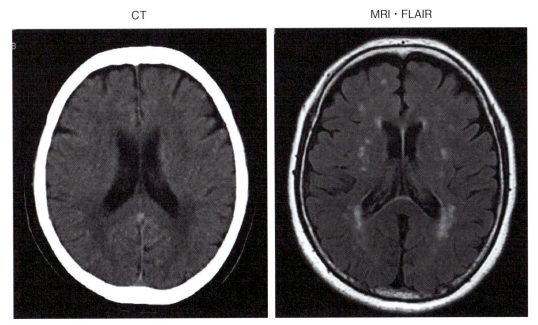

図4-11　MRIの長所（1）高精度

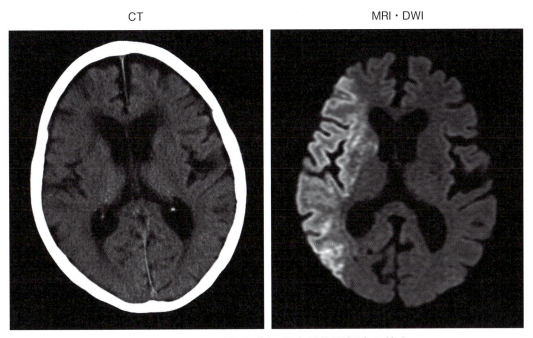

図4-12　MRIの長所（2）超急性期脳梗塞の検出

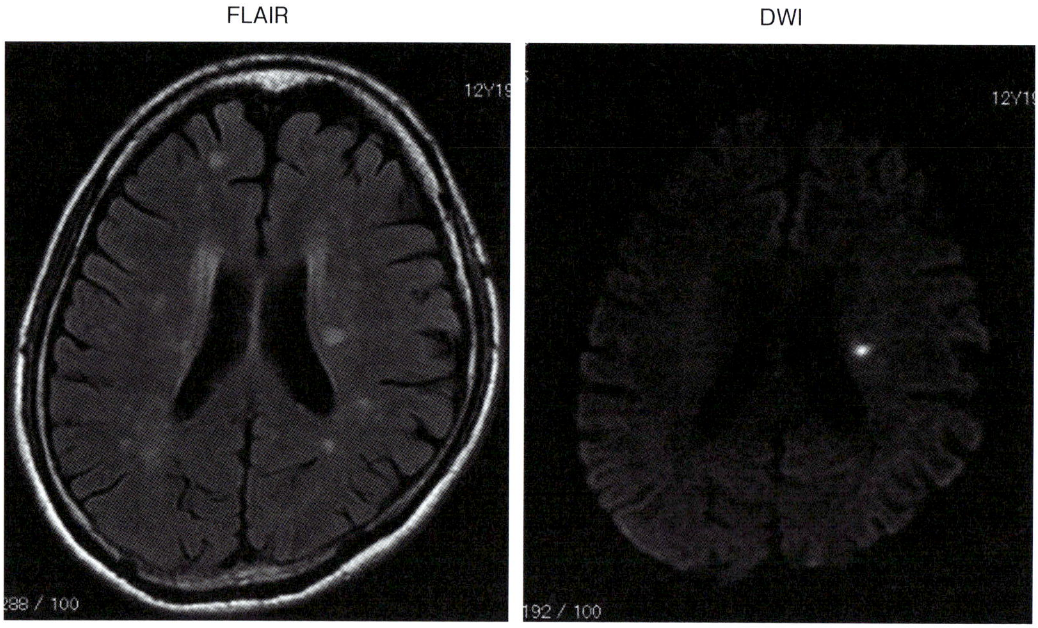

図 4-13　MRIの長所（3）新旧梗塞の区別

- 従来の MRI 撮像法では発症早期の脳梗塞と脳出血の区別が困難なため，脳出血の確認には CT 検査が必須でしたが，近年の T2* では出血病変を低吸収域として検出することができるようになりました（図 4-14）．

MRA

- MR アンギオグラフィー（MRA）は MRI 撮影装置でできる検査であり，頭部だけなく頸部血管の評価にも有用です（図 4-15, 4-16）．
- 超急性期から慢性期を通じて血管の狭窄および閉塞の評価ができ（図 4-17），動脈瘤の検出にも有用です（図 4-18）．

頸動脈超音波検査

- 頸動脈超音波検査（頸動脈エコー）では患者さんの頸動脈をエコーで観察することにより，脳梗塞の原因となる頸動脈狭窄病変の有無と程度，動脈硬化であるプラーク（粥腫）と頸動脈内膜中膜複合体厚（IMT）を評価します（図 4-19）．
- プラークとは血管内面に限局的に盛り上がった隆起性病変です．エコー輝度の高いハードプラークとエコー輝度の低いソフトプラークとがあり，ハードプラークは石灰化した陳旧性変化を示します．一方，ソフトプラークは脂質やプラーク内出血成分を示してお

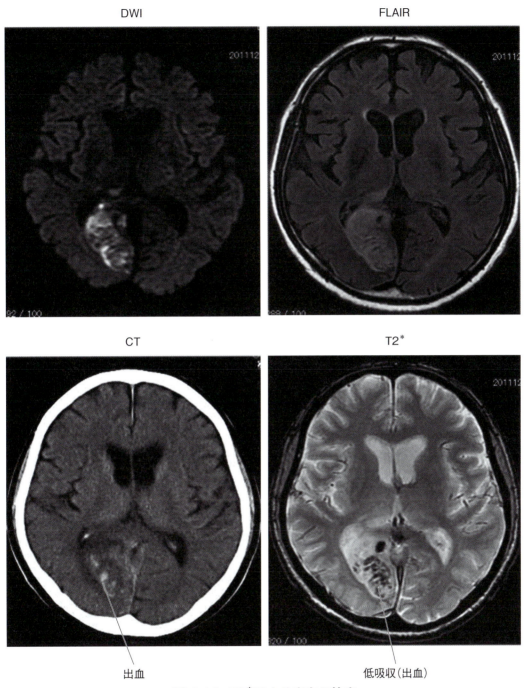

図4-14　T2*による出血の検出

り，脆弱性が高く脳梗塞の塞栓源となる危険性が高いものです（図4-20）．
● 頸動脈エコーにより頸動脈の3層構造を確認することができます．IMTは動脈硬化の指標とされ，総頸動脈のIMT 1.0 mm以下が正常とされます（図4-21）．

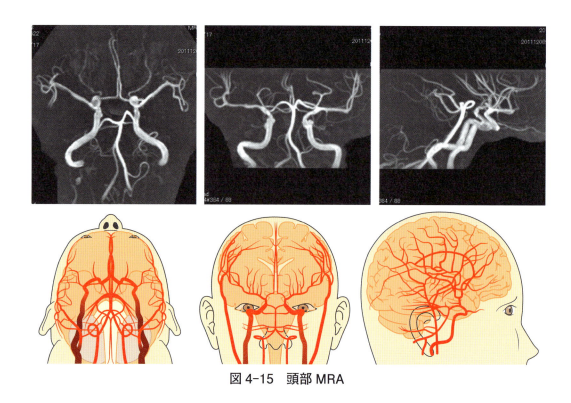

図 4-15　頭部 MRA

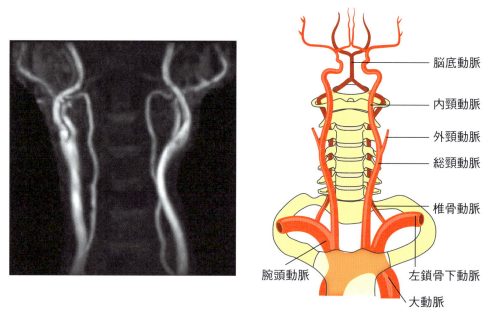

図 4-16　頸部 MRA

脳梗塞発症時の MRI と MRA

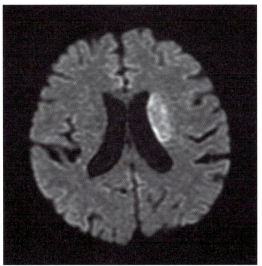
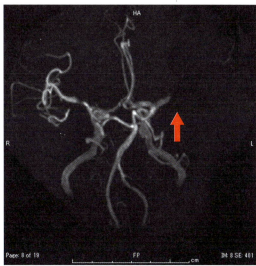

t-PA 投与後の MRA

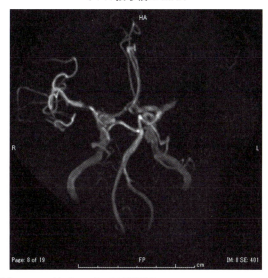

図 4-17　中大脳動脈閉鎖と t-PA 治療による再開通

脳血管撮影

- 一般的には大腿動脈からカテーテルを挿入して頸動脈や頭蓋内血管まで進め造影剤を注入して，脳動脈瘤，脳血管閉塞・狭窄，血管奇形，静脈血栓症などを評価する目的で行われます．

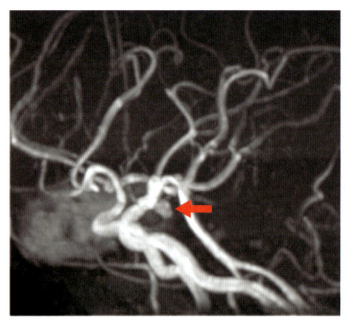

図4-18 脳動脈瘤

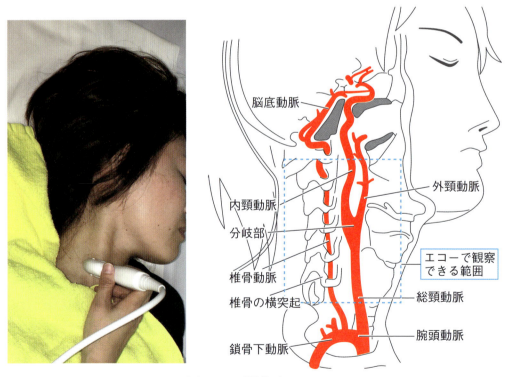

図4-19 頸動脈エコー

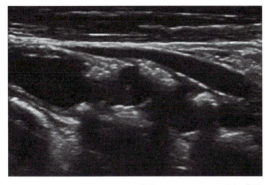
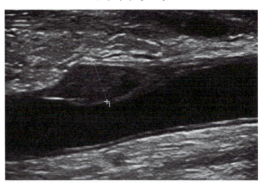

図4-20　ハードプラークとソフトプラーク

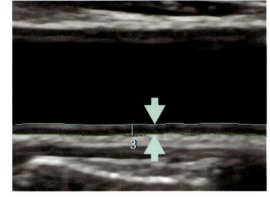
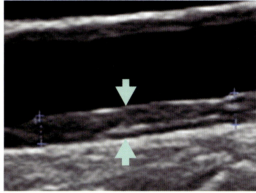
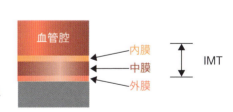

図4-21　IMT

- 脳血管撮影は侵襲的検査であるため，通常はMRAやCTアンギオグラフィーが優先されますが，検査精度はMRAよりも高いため，血管病変の詳細な評価が必要な場合に使用されます（図4-22）．
- 近年では血管内カテーテル治療が積極的に行われており，脳動脈瘤に対するコイル塞栓術，急性期脳梗塞に対する血栓回収術，頸動脈狭窄症に対する頸動脈ステント留置術は脳血管撮影による血管評価と並行して行われます．

血管撮影装置　　　　　　　　　　　　３次元立体画像

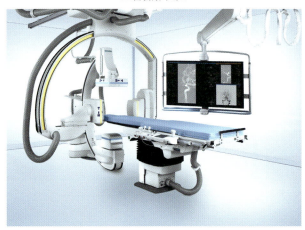 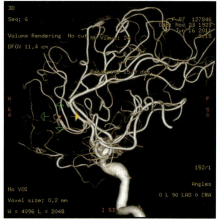

（機器画像提供：シーメンスヘルスケア社）

図 4-22　脳血管撮影

その他の検査

- 心電図は脳梗塞の原因となり得る不整脈や心筋梗塞など心疾患の検索のため必須です．特に心原性脳塞栓症では心房細動がおもな原因であり，脳梗塞の治療において臨床病型の把握と原因究明は不可欠です．
- 心臓超音波検査（心エコー）も臨床病型の把握のために重要です．心機能，心内血栓，奇異性脳塞栓症の原因となる卵円孔開存など塞栓源検索を中心に行います．心エコーは経胸壁心エコーが一般的ですが，右房内血栓の有無や心房内腫瘍をより詳細に検査するために経食道心エコーが用いられることもあります．
- 脳梗塞には高血圧，高脂血症，糖尿病などさまざまなリスクファクターがあり，脳梗塞の急性期治療，さらに慢性期の再発予防治療を行ううえで血液検査も重要です．具体的には，①貧血・多血症（ヘモグロビン，ヘマトクリット），②糖尿病（血糖，HbA1c），③高脂血症（LDL コレステロール，HDL コレステロール，中性脂肪，脂肪酸分画），④腎機能（BUN，クレアチニン，eGFR），⑤心機能（BNP），⑥凝固機能（PT-INR，D-ダイマー）などを測定します．

5 脳血管障害の治療法を理解してケアに活かそう

チーム医療と医療連携

- 脳血管障害は神経救急疾患の1つであり,急性期治療は内科的治療,開頭手術を含む外科的治療,血管内治療と多岐にわたり,リハビリテーションやリスクファクターの管理など治療内容は幅広くなっています(図5-1).そのため,脳血管障害診療には病院の救急体制を含め,医師(神経内科医,脳外科医,救急医),看護師,リハビリテーション療法士,医療ソーシャワーカー(MSW),薬剤師などとチーム医療を確立することが重要です.
- 脳血管障害診療体制として,急性期・回復期・維持期の病期に応じて医療機関の機能分化も進み,多くの医療機関と医療従事者がかかわるようになりました.そのため,地域連携クリティカルパスを用いて情報の共有を図り,切れ目のない診療体制も整備されてきています.

急性期脳梗塞治療の意義

- 脳梗塞の急性期治療の目的は,脳梗塞の拡大と再発を防止し後遺症を最小限に抑えて社会復帰できる状態に回復させることです.
- 脳梗塞の中心部分の脳細胞の壊死は,MRIのDWIで確認することができますが,この病変部位は回復不能です.しかし,その周囲には虚血状態に陥っていますがまだ壊死していない部分であるペナンブラが存在します(図5-2).
- ペナンブラは回復可能な領域ですが,血管閉塞状態が続くと数時間以内に回復不能な脳梗塞に陥ってしまいます.そのため,急性期治療においてはペナンブラを救うことに

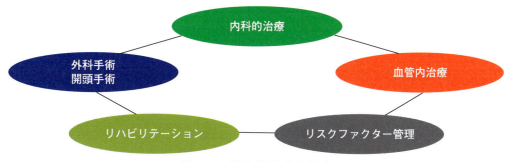

図5-1 脳血管障害の治療

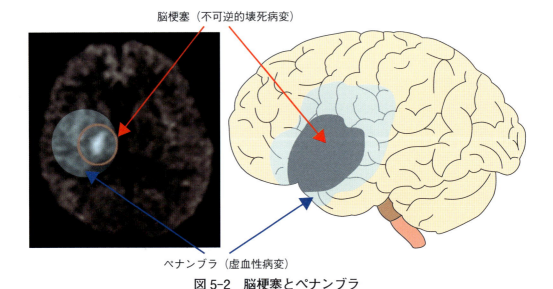

図 5-2　脳梗塞とペナンブラ

意義があり，組織プラスミノーゲン・アクチベータ（t-PA）による血栓溶解療法など，脳梗塞急性期治療は一刻も早く開始する必要があります．

> **MEMO　Time is Brain**
>
> 血栓溶解療法など超急性期脳梗塞治療は進歩したが，血栓を溶かして脳梗塞を阻止しするため，また脳血液循環を改善し進行を阻止するためには発症後すぐに治療開始すること必要である．「治療開始が遅れるほど脳機能損失が増大する！　急げ！」という脳梗塞治療の合言葉である．

急性期脳梗塞治療のポイント

- 来院時に脳梗塞発症時間を確認して血栓溶解療法（t-PA 静注）の適応があるか判断すること，脳梗塞を診断分類し病型に応じて治療法を選択することがポイントです（表5-1）．
- 発症 4.5 時間以内であれば t-PA 静注療法を病型にかかわらず積極的に考慮します．
- t-PA 静注療法が使用できない場合は，進行を阻止し脳循環を改善する目的で病型に応じて抗血栓薬の投与を考慮します．アテローム血栓性脳梗塞ではオザグレルナトリウム（カタクロット®，キサンボン®），もしくはアルガトロバン（スロンノン®，ノバスタン®）を投与し，ラクナ梗塞ではオザグレルナトリウムを投与します．心原性脳塞栓症ではヘ

表 5-1　急性期脳梗塞の治療薬

1. 血栓を溶かす治療：閉塞血管の再開通を目指す
   - t-PA　点滴治療
2. 血栓形成を予防する治療：進行を阻止し循環を改善
   - オザグレルナトリウム　毎日点滴　発症2週間以内
     （対象：ラクナ梗塞, アテローム血栓性脳梗塞）
   - アルガトロバン　毎日点滴　発症1週間以内
     （対象：アテローム血栓性脳梗塞）

   オザグレルナトリウムとアルガトロバンは心原性脳塞栓症・心房細動には使用を避ける
   - ヘパリン　毎日点滴
     （対象：心原性脳塞栓症）
3. 脳を保護する治療
   - エダラボン　毎日点滴　発症2週間以内
     ＊腎機能障害患者には使用を避ける
4. 脳浮腫を抑制する治療：脳浮腫の軽減
   - グリセオール®, D-マンニトール　点滴治療

パリンを投与します（エビデンスとしては確立されていません）．
- 脳保護療法としてエダラボン（ラジカット®）の併用投与を行います．エダラボンは病型にかかわらず使用可能ですが，腎機能障害時は使用を避けます．
- 心原性脳塞栓症のように大きい脳梗塞では脳浮腫の治療のために抗脳浮腫治療としてグリセオール®, D-マンニトールの投与を考慮します．
- 上記の薬物治療と並行して，早期離床・早期リハビリテーションも実行します（図5-3）．

> **MEMO　血圧は下げない**
>
> 健常者は血圧が上下しても脳循環を一定に保つ自動調節機能を有しているが，脳梗塞急性期ではこの自動調節機能が破綻し血圧に応じて脳循環が変化する．すなわち，血圧低下が脳灌流圧低下を招き脳梗塞の拡大を助長する．従って，脳梗塞発症直後は無理な血圧降下治療は行わない．

血栓溶解療法と血栓回収療法

血栓溶解療法

- 血栓溶解薬であるt-PAを使って脳血流を早期に回復させ，脳を障害から救うのがt-PA静注療法です．
- t-PAは血栓溶解作用をもつプラスミンを生成して血栓の成分であるフィブリンを溶解する作用を有します．t-PAは血栓に直接的に作用するため，以前の血栓溶解薬（ウロキナーゼ）に比較して出血の副作用が少ないことが特徴です．

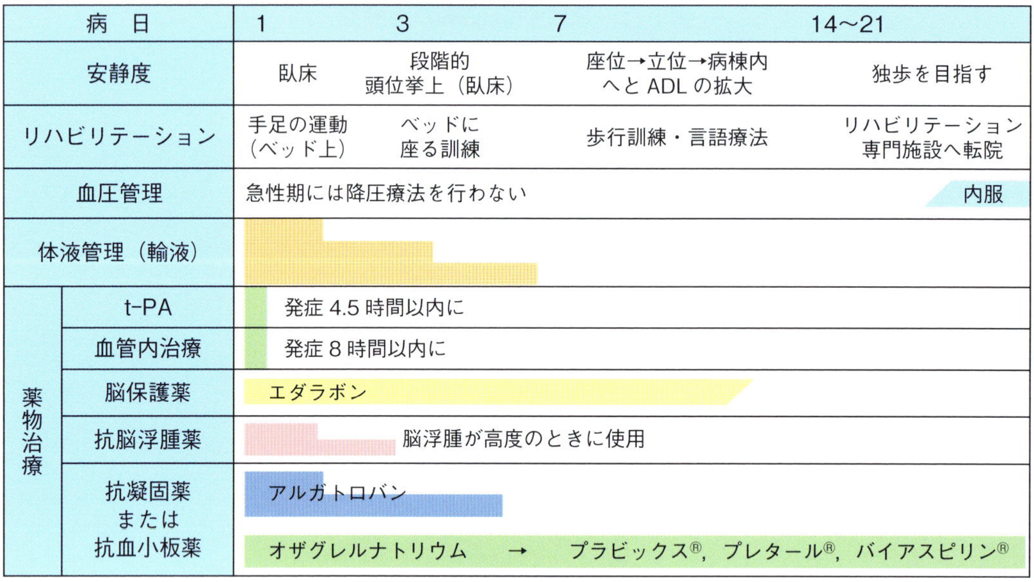

病　日	1	3	7	14～21
安静度	臥床	段階的頭位挙上（臥床）	座位→立位→病棟内へとADLの拡大	独歩を目指す
リハビリテーション	手足の運動（ベッド上）	ベッドに座る訓練	歩行訓練・言語療法	リハビリテーション専門施設へ転院
血圧管理	急性期には降圧療法を行わない			内服
体液管理（輸液）				
薬物治療　t-PA	発症4.5時間以内に			
血管内治療	発症8時間以内に			
脳保護薬	エダラボン			
抗脳浮腫薬		脳浮腫が高度のときに使用		
抗凝固薬または抗血小板薬	アルガトロバン			
	オザグレルナトリウム　→　プラビックス®，プレタール®，バイアスピリン®			

図 5-3　急性期脳梗塞の治療方針

- しかし，脳梗塞が完成し脳細胞が不可逆的な変化に陥ってしまえば，再開通により出血性梗塞をきたしたり脳浮腫がひどくなります．そのため，発症から4.5時間以内に投与開始できること，また治療前のCT/MRI検査で広範な虚血性変化が認められないことがt-PA使用条件となります．
- 最大の合併症は出血であり，いったん頭蓋内出血を起こすと死亡率も高くなるため，禁忌項目をチェックして適応症例を選択します（表5-2）．
- 以上より，t-PA静注療法は脳卒中専門医（脳神経外科医，神経内科医）の診断のもと，治療体制の整った施設で行われます．

表 5-2　t-PA 禁忌項目

適応外（禁忌）	あり	なし
発症～治療開始時刻 4.5 時間超 ※発症時刻（最終未発症確認時刻）[　：　]　※治療開始（予定）時刻 [　：　]	☐	☐
既往歴		
非外傷性頭蓋内出血	☐	☐
1 ヵ月以内の脳梗塞（一過性脳虚血発作を含まない）	☐	☐
3 ヵ月以内の重篤な頭部脊髄の外傷あるいは手術	☐	☐
21 日以内の消化管あるいは尿路出血	☐	☐
14 日以内の大手術あるいは頭部以外の重篤な外傷	☐	☐
治療薬の過敏症	☐	☐
臨床所見		
くも膜下出血（疑）	☐	☐
急性大動脈解離の合併	☐	☐
出血の合併（頭蓋内，消化管，尿路，後腹膜，喀血）	☐	☐
収縮期血圧（降圧療法後も 185 mmHg 以上）	☐	☐
拡張期血圧（降圧療法後も 110 mmHg 以上）	☐	☐
重篤な肝障害	☐	☐
急性膵炎	☐	☐
血液所見		
血糖異常（＜50 mg/dL，または＞400 mg/dL）	☐	☐
血小板 100,000/mm^3 以下	☐	☐
血液所見：抗凝固療法中ないし凝固異常症において		
PT-INR＞1.7	☐	☐
aPTT の延長〔前値の 1.5 倍（目安として約 40 秒）を超える〕	☐	☐
CT/MR 所見		
広汎な早期虚血性変化	☐	☐
圧排所見（正中構造偏位）	☐	☐

事例で考えてみよう

77 歳，女性．左上下肢運動麻痺が発症し，2 時間で来院．来院時 NIHSS 14 点で t-PA 静注療法を開始．t-PA 投与 2 時間後に左片麻痺は改善し，12 時間後には NIHSS 2 まで改善．入院 17 日目にリハビリテーション病院に転院した（図 5-4）．
診断：右中大脳動脈閉塞による脳梗塞

来院時のMRIと血管撮影

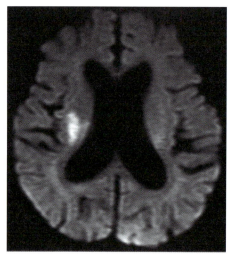
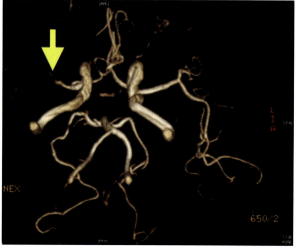

t-PA後の血管撮影

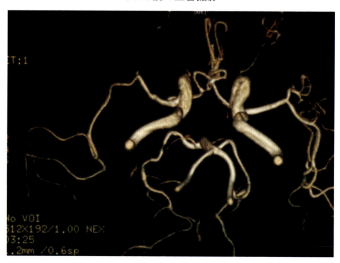

図5-4　右中大脳動脈閉塞による脳梗塞に対するt-PA治療

● **血栓回収療法**
- t-PA静注療法による血管再開通率は30〜40％と高いとはいえず，特に内頸動脈閉塞や中大脳動脈閉塞ではt-PAだけでは効果が期待しにくいことが明らかになっています．
- 最近ではt-PA静注療法にて効果が得られなかった症例や治療の適応外の症例に対して，発症8時間以内において脳血管内治療である血栓回収療法が行われています．
- 血栓回収療法では「ペナンブラ」や「ステントリトリーバー」という血栓回収デバイスが用いられます．

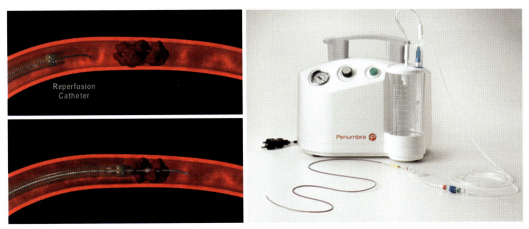

図 5-5　ペナンブラ血栓回収デバイス
(画像提供：メディコスヒラタ社)

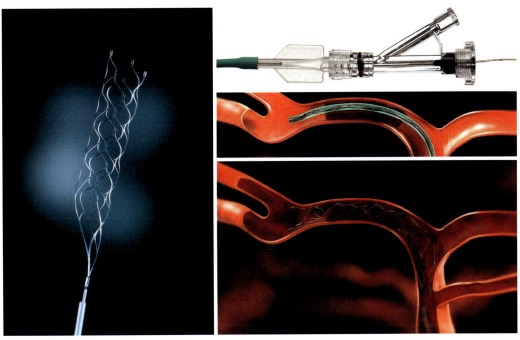

図 5-6　ステント型血栓回収デバイス（Solitaire™）
(画像提供：日本メドトロニック社)

- 「ペナンブラ」はセパレーターとよばれるガイドワイヤーで血栓を砕きながら，吸引ポンプを用いて血栓を回収する装置で，再開通率は 80〜90％とされています（**図 5-5**）．
- 「ステントリトリーバー」には Solitaire™（ソリティア）と Trevo®（トレボ）の 2 種類のステント型血栓回収デバイスがあり，ステントの網で血栓をからめて取り除く装置です．再開通率は 90％程度とされています（**図 5-6**）．

5　脳血管障害の治療法を理解してケアに活かそう

来院時のMRIとMRA　　　　　　　回収された血栓とMRA

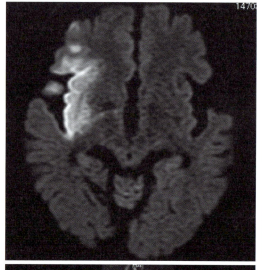
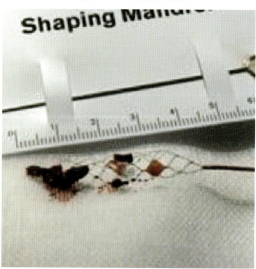
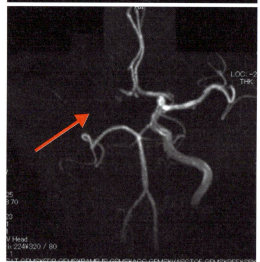
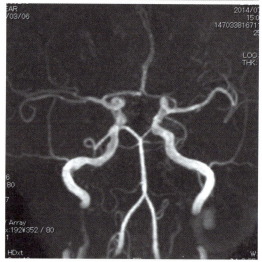

図5-7　右中大脳動脈起始部閉塞による脳梗塞に対する血栓回収療法

事例で考えてみよう

75歳，男性．昏睡状態，左完全麻痺状態で発症1時間後に救急搬送．t-PA静注療法終了後に脳血管撮影検査を行うが，再開通が認められないため血栓回収療法（ソリティア）を引き続いて行った．意識清明となり，入院18日目に経口摂取可能な状態でリハビリテーション病院へ転院した（図5-7）．
診断：右中大脳動脈起始部閉塞による脳梗塞

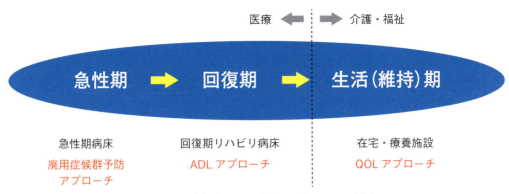

図 5-8 脳卒中リハビリテーションの流れ

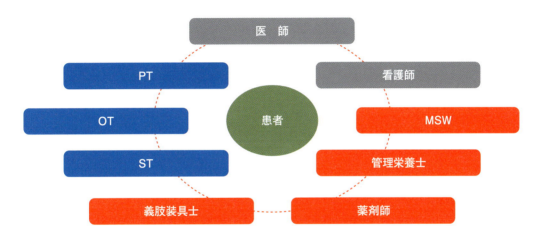

図 5-9 リハビリテーションチーム医療

リハビリテーション

- 急性期・回復期・維持期の病期に応じてリハビリテーションを行います．急性期では廃用症候群予防，回復期ではADL（日常生活動作）の回復と向上，維持期ではQOL（生活の質）を向上させることが目標となり，急性期と回復期はそれぞれの専門病床で医療として行われ，一方，維持期は在宅や療養施設で介護・福祉として行われることになります（図5-8）．
- リハビリテーションの効果を高めるためには，リハビリテーション療法士のみならず，医師，看護師，MSW，薬剤師などとチーム医療を確立することが重要です（図5-9）．
- リハビリテーション療法士は理学療法士（physical therapist：PT），作業療法士（occupational therapist：OT），言語療法士（speech therapist：ST）と3つに分担されます．

- PTは主として下肢や体幹が関与する起居動作や歩行，筋力や持久性の評価・訓練を行い，排痰や呼吸リハビリテーションも担います．
- OTは主として上肢機能，作業の複合的動作バリエーションを通じて生活活動の評価・訓練を行います．
- STは失語症，構音障害，摂食・嚥下機能の評価・訓練を行い，失語症以外の高次脳機能の評価・訓練にも関与します．

急性期リハビリテーション
- 廃用症候群を予防し，早期のADL向上と社会復帰を図るために，十分なリスク管理のもとにできるだけ発症後早期から積極的なリハビリテーションを行うことが強く勧められます．
- 早期座位・立位，装具を用いた早期歩行訓練，摂食・嚥下訓練，セルフケア訓練を行います．
- リハビリテーションは，意識レベルがJCS1桁で，運動の禁忌となる心疾患や全身合併症がないことを確認したうえで，ラクナ梗塞では診断が確定した日より，主幹動脈閉塞および脳出血では神経症候の増悪がないことを確認してから開始することが勧められます．
- 拘縮，誤嚥性肺炎，褥瘡の合併に注意します．

回復期リハビリテーション
- 移動，セルフケア，嚥下，コミュニケーション，認知などの複数領域に障害が残存した例では，急性期リハビリテーションに引き続き，より専門的かつ集中的に行う回復期リハビリテーションを実施することが勧められます．
- 診療報酬体系に「入院しての専門的なリハビリテーション」のため「回復期リハビリテーション病棟」が設けられ，脳卒中連携パスとして運用されています．

維持期リハビリテーション
- 回復期リハビリテーション終了後の慢性期脳卒中患者に対して，筋力，体力，歩行能力などを維持・向上させることが勧められます．
- 訪問リハビリテーションや外来リハビリテーション，地域リハビリテーションについての適応を考慮します．

三島圏域地域連携クリティカルパス（脳卒中）《患者様用》　　　　　　　　　　　　　　　　　　　　　　　　　　　〈様式　1〉

ID: A－0000000000－脳

氏名	年齢　歳	病名	発症日　年　月　日	説明日　年　月　日

分類	急性期病院	回復期病院	維持期担当施設
施設名	☐　大阪医科大学附属病院 神経内科 入院日：　年　月　日	☐　回復期病院 転院日：　年　月　日	☐自宅・かかりつけ医 ☐介護施設 ☐療養施設 複数の医療施設が連携して、治療や機能回復・維持を実施していきます
期間	10 日～14 日	1 ヶ月～3 ヶ月	それ以降
目標	病状を安定化させます	身のまわりのことが自分で出来るようにします またはより少ない介助で日常生活ができるようにします	再発防止を行います
治療・リハビリ	☐脳の状態を調べます ☐点滴治療を開始します ☐危険因子の評価を行います （タバコ・血圧・糖・脂質・心臓） ☐再発予防の食事・薬を開始します ☐リハビリテーションを開始します ☐手術を行います	☐日中はできるだけベッドから離れて過ごします ☐起き上がり、立ち上がり、車椅子や杖、手すりを使った歩行、階段など移動の訓練をします ☐日常生活（トイレ・洗顔・服の着脱・入浴等）ができるだけ自分で行えるよう工夫・練習をします ☐飲込み状態を評価、訓練し適切な食事をします ☐社会生活が円滑におくれるよう訓練を行います	 ☐再発防止のための診療を行います ☐日常生活動作の維持訓練を行います
説明	病状や予後について説明します 治療方針をご承諾いただきます	今後の機能回復の見通しやリハビリを説明します 希望があれば家族の方への介護指導を行います	危険因子の食事・運動を指導します 再発徴候や日常生活動作の維持方法について説明します
転院・退院基準	☐自力歩行困難である ☐意識障害はあるが症状は安定している ☐転院先でのリハビリ継続を理解している	☐（自宅）家族介護により在宅生活が可能である ☐（施設）家族による介護が不十分である ☐（転院）継続した療養・医療が必要である	☐（自宅）家族介護により在宅生活が可能である ☐（施設）家族による介護が困難である
その他	自宅復帰時には日常生活が行い易いように改修などのアドバイスを行います 必要に応じ介護認定・障害認定などの申請手続きについてお手伝いします		

この診療計画書は、計画の概要等をお知らせするものであり、
治療・検査等を決定するものではありません。
病状に応じて変更することがありますのでご了承ください。
病名も今後の検査で変更される場合があります。

説明・同意書

患者氏名

同席者

説明医師

説明日　年　月　日

図 5-10　地域医療連携パス 患者用説明用紙

地域医療連携クリティカルパス

- 脳血管障害の患者は急性期から回復期，維持期となる在宅生活まで，長期にわたる療養が必要となる特性があります．急性期から在宅療養に至るまで切れ目のない医療・介護サービスを受けることができる仕組みを構築するために，最近では各地域において脳卒中地域医療連携クリティカルパスが運用されています．
- 多くの場合，患者説明用紙や地域連携表，紹介状が紙媒体として用意され，まず患者さんが急性期病院に入院すると患者説明用紙（図 5-10）が診療内容等のインフォームドコンセントに用いられます．またリハビリテーションの内容と ADL 評価が記載されたリハビリテーション用診療情報提供書（図 5-11）や疾患名・病型，リスクファクターの内容，治療内容が記載された連携パス連絡表（図 5-12）が，患者とともに急性期病院から回復期病院，かかりつけ医へ引き継がれ，患者情報がスムーズに伝わるよう配慮されています．
- 具体的には，入院して間もなく医師より患者さんと家族に病状と今後の回復予測について説明され，看護師による離床・看護，リハビリテーション療法士によりリハビリテーション，MSW による退院支援が開始されます．リハビリテーション療法士と看護師を

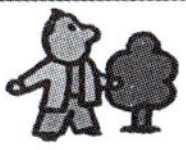

<様式2>
ID: A－0000000000－脳

記載日　平成○年○月○日

リハビリテーション患者紹介用紙

紹介先施設名：	様

紹介機関名：大阪医科大学附属病院　診療科：神経内科　医師．中嶋　秀人（神経）

患者氏名：		年齢：	性別：	発症日：平成　年　月　日

病名：　　脳梗塞（□左・□右、　　）脳出血（□左・□右、　　）
　　　　　小脳（□出血・□梗塞、　　）その他：

合併疾患：　□高血圧・□高脂血症・□糖尿病・□心疾患（□心房細動・　　　）
　　　　　　その他：
感染症：　MRSA（□＋・□－）→検査結果添付　、肝炎（□B・□C）、その他：

既往歴：

問題点：　□片麻痺（□右・□左・□両）　□対麻痺　□四肢麻痺　□失調症　□不随意運動
　　　　　□失語症　□嚥下障害（経管・胃瘻）　□膀胱直腸障害（導尿カテ：□有・□無）　□痴呆
　　　　　□精神機能障害（管理に支障：□有・□無　、その他：　　　　）
　　　　　□高次脳機能障害（　　　）
　　　　　その他：

経過概略：診療情報提供書、看護サマリー参照

処方：別紙参照

意識状態：□清明・□JCS（　　　）　　　　　　　　　　　　気管切開：□有・□無
機能評価：
（番号記入）↓

	JSS 運動系評価			右	左
手	1, 正常　2, 親指と小指で輪を作る		3, そばに置いたコップが持てる	（　）	（　）
	4, 指は動くが物はつかめない		5, 全く動かない		
腕	1, 正常　2, 肘を伸ばして挙上可		3, 肘を屈曲すれば挙上可	（　）	（　）
	4, 腕はある程度動くが挙上できない		5, 全く動かない		
下肢	1, 正常　2, 膝を伸ばして挙上可		3, 自力で膝立てが可能	（　）	（　）
	4, 下肢は動くが膝立て不可		5, 全く動かない		

ADL　評価　（準Barthel Index）

食　事	□自　立（10）	□部分介助（5）		□全介助（0）
移　乗	□自　立（15）	□部分介助（10）	□ほぼ全介助（5）	□全介助（0）
整　容	□自　立（5）	□部分介助（0）		□全介助（0）
トイレ	□自　立（10）	□部分介助（5）		□全介助（0）
入　浴	□自　立（5）	□部分介助（0）		□全介助（0）
歩行(45m)	□自　立（15）	□介助で可能（10）	□車椅子自操可(5)	□不　能
階　段	□自　立（10）	□部分介助（5）		□不　能
更　衣	□自　立（10）	□部分介助（5）		□全介助（0）
排　便	□自　立・失禁なし（10）		□部分介助・時に失禁(5)	□全介助（0）
排　尿	□自　立・失禁なし（10）		□部分介助・時に失禁(5)	□全介助（0）

合計点（　　）点

現段階での予後説明：□独歩・□伝い歩き・□車椅子移動・□全介助　　今後の方向性：□在宅・□老健・□療養型病院
その他（　　　）　　　　　　　　　　　　　　　　　　　　　　　　その他（　　　）

日常生活機能評価　○：できる　△：要介助　×：できない	患者の状況	評価	患者の状況	評価
	床上安静の指示を守る事ができる		どちらかの手を胸元まで持ち上げられる	
	寝返り		起き上がり	
	座位保持		移譲	
	移動		口腔清潔	
	食事摂取		衣服の着脱	
	他者への意思の伝達		診療・療養上の指示が通じる	
	危険行動の回避			

図 5-11　地域医療連携パス　リハビリテーション診療情報提供書

三島圏域 地域連携クリティカルパス「脳卒中」　　　＜様式4＞
脳卒中連携表　　　ID: A－　　0000000000　　－脳

患者氏名：	かかりつけ医：		大阪医科大学附属病院 神経内科主治医：	中嶋 秀人（神経）
病型： □ラクナ梗塞　□アテローム血栓性梗塞　□心原性脳塞栓症　□脳出血　□SAH		リスクファクター： □高血圧　□糖尿病　□脂質異常症　□心臓病		
発症日：　　年　　月　　日	急性期病院入院日：　1900年1月0日		回復期リハ病院退院日：　年　　月　　日	
tPA使用　□有・□無	急性期病院　大阪医科大学附属病院		回復期リハ病院	
パス適応基準： □自宅での生活が可能　□外来通院が可能		パス除外基準： □脳梗塞の再発　□高血圧、糖尿病、心臓病、その他疾患の憎悪		

		回復期退院時	1～2ヵ月後	3ヶ月後（　月）	4～5ヶ月後	6ヶ月後（　月）	7～11ヶ月後	1年後（　月）
			かかりつけ医で診察	病院で診察	かかりつけ医で診察	病院で診察	かかりつけ医で診察	病院で診察
高血圧 心臓病	□血圧（140/90以下目標）							
	□降圧薬（ARB、Ca拮抗薬など）							
	□抗不整脈薬							
	□胸部X線							
	□心電図							
糖尿病	□血糖（mg/dL）							
	□HbA1c（％）							
	□体重（kg）							
	□血糖降下薬							
	□インスリン薬（投与内容）							
脂質異常症	□TC（mg/dL）							
	□LDL（mg/dL）							
	□脂質異常治療薬							
脳卒中	□抗血小板薬							
	□抗凝固薬							
	□PT-INR							
	□頭部CT／MRI							
機能評価	ランキンスケール							
	FIM評価							
	申し送り		次回受診日　　年　月　日					

ランキンスケール
0：後遺症なく社会復帰　　　　1：軽度の後遺症はあるけど病前の生活ができる　　　2：家庭内自立（家庭内だと自分のことは何でも自分でできる）
3：自分で歩けるけど日常生活にいくらかの介助が必要　　4：介助なしには歩行できない　　5：ベッド上生活で常にケアが必要　　6：死亡

図5-12　地域医療連携パス 連携パス連絡表

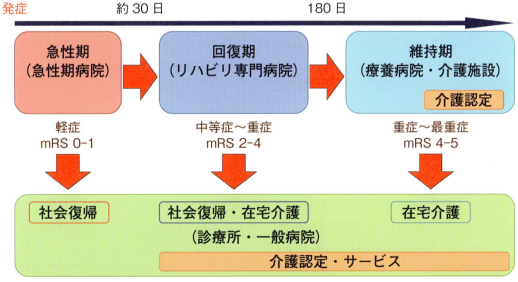

mRS 0：まったく症候がない　mRS 1：症候はあっても明らかな障害はない　mRS 2：軽度の障害
mRS 3：中等度の障害　mRS 4：中等度から重度の障害　mRS 5：重度の障害　mRS 6：死亡

図5-13　地域医療連携パスのイメージ

中心として定期的にチームカンファレンスが行われます．そこでは，自立度の確認と退院調整について検討され，最後は医師を交えたカンファレンスでゴールが決定されます．在宅退院であれば在宅支援スタッフと退院調整カンファレンスを実施してかかりつけ医へ，転院であれば回復期リハビリテーション病院または慢性期病院への退院調整が行われ，連携パス連絡表やリハビリテーション用診療情報提供書を持参して医療と介護の連携が切れ目のないように引き継がれています（図 5-13）．

脳梗塞慢性期の治療～再発予防～

脳梗塞慢性期の治療

- 急性期の点滴治療が終了すると，慢性期治療として抗凝固薬や抗血小板薬による内服薬に移行します．
- 心房細動が原因となる心原性脳塞栓症では抗凝固薬を使用します．抗凝固薬として従来からのワルファリン，新しい経口抗凝固薬（NOAC・DOAC）であるプラザキサ®，イグザレルト®，エリキュース®，リクシアナ®が使用されます．
- ワルファリンは採血によるプロトロンビン時間国際標準比（PT-INR）のモニタリングによって投与量を増減調整する必要があり，食事制限（ビタミンKを含む納豆など）も必要でしたが，最近はこれらが不要な新しい経口抗凝固薬（NOAC・DOAC）が使用されるようになっています．またNOAC・DOACはワルファリンに比べ頭蓋内出血を含めた重篤な出血合併症が少ないという特徴があります．ただしNOAC・DOAC適応は非弁膜症性心房細動おける虚血性脳卒中の予防であり，弁膜症を有する心房細動においては有効性が示されていないためワルファリンを使用します．
- アテローム血栓性脳梗塞，ラクナ梗塞では抗血小板薬（プレタール®，プラビックス®，バイスピリン®）を使用します．
- 抗血小板薬の2剤併用や抗血小板薬とワルファリンの併用は頭蓋内出血や重篤・重症出血のイベントを明らかに増加させることが示されており[7]，これらの薬剤は可能な限り1剤にとどめ，脳梗塞の原因とであるリスクファクターをしっかり管理することが重要です．

MEMO　抜歯のときは抗凝固薬や抗血小板薬を一時中止する？

以前は抜歯時に抗凝固薬や抗血小板薬を一時中止することがあったが，抗凝固療法中の心房細動患者でワルファリンを1週間休薬すると約1％の確率で重症な脳梗塞が発症し，その半数以上で致命的になるというデータがある．そのため，抜歯と白内障の手術では休薬せず，消化管内視鏡手術では休薬し，術後より再開する．

表 5-3 リスクファクターの管理

1	高血圧症：140/90 mmHg 未満を推奨
2	糖尿病：血糖コントロール
3	脂質異常症：LDL コレステロール 120 mg/dL 未満 ・高用量スタチン系薬剤 ・低用量スタチン系薬剤＋エイコサペンタエン酸（EPA）製剤併用
4	心房細動 ・非弁膜症性心房細動：新規抗凝固薬（NOAC・DOAC），ワルファリン ・弁膜症性心房細動：ワルファリン
5	禁煙，メタボリックシンドローム対策

リスクファクターの管理

- 脳梗塞の再発予防には抗凝固薬や抗血小板薬の投与のみでは不十分であり，患者のもつリスクファクターの管理が不可欠です（表 5-3）．
- 高血圧は脳梗塞，脳出血，くも膜下出血を問わず脳卒中の最大の危険因子です．収縮期血圧 140 mmHg，拡張期血圧 90 mmHg 以下に下げることが推奨されています．
- 糖尿病は動脈硬化を促進，凝固系亢進，血小板凝集能を亢進させるため，正常者に比べ脳梗塞のリスクが 2～3 倍に増加します．HbA1c を指標として血糖をコントロールすることが必要です．
- 脂質異常として，LDL コレステロール，中性脂肪の高値，HDL コレステロールの低値は脳梗塞のリスクファクターとなります．具体的には LDL コレステロール 120 mg/dL 未満を目標にスタチン系薬剤（リピトール®，クレストール®，メバロチン®）を投与します．
- 近年，n-3 多価不飽和脂肪酸である高純度 EPA 製剤（エパデール®）の脳心血管イベント再発抑制効果が証明され，低用量スタチン系薬剤（メバロチン®）と併用して用いられています．
- 喫煙やメタボリックシンドロームも脳梗塞のリスクファクターとなるため，生活指導を行います．

脳血管内治療

- 脳血管内治療とは，脳の病気に対して開頭手術をすることなく，経皮的に血管を経由して，目的部位にカテーテルなどの器材を誘導し治療・診断を行う手技のことです．
- 種々の疾患が血管内治療の対象となりますが，おもに金属コイルを使って病変部を閉塞して出血を予防する手術（脳動脈瘤に対するコイル塞栓術）と狭窄した血管を広げて血流を改善させ脳梗塞を防ぐ手術（頸動脈狭窄症に対するステント留置術）に大別されます．

脳動脈瘤に対するコイル塞栓術

- 脳動脈瘤に対する外科治療として，開頭クリッピング術があります．全身麻酔下に頭蓋骨を開けて，顕微鏡下に脳動脈瘤頸部を剥離し，チタン製もしくは合金製のクリップで動脈瘤頸部を閉塞する治療です（図5-14）．
- 脳動脈瘤のコイル塞栓術とは，マイクロカテーテルを脳内の血管に生じた脳動脈瘤内に挿入して，軟らかいプラチナ製のコイルをその中に詰めて閉塞させてしまう治療です（図5-15）．患者の状態，動脈瘤の部位，大きさや形状により，開頭手術と塞栓術を使い分けます．

脳動脈瘤　　　　　　　　　　　クリッピング術後

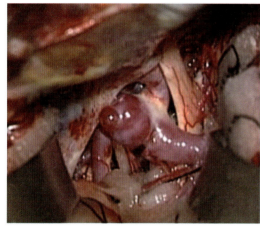
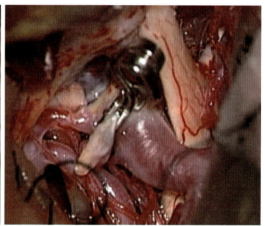

図5-14　開頭クリッピング術

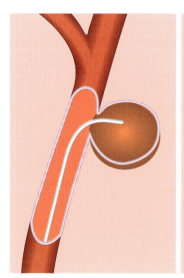
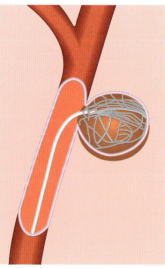
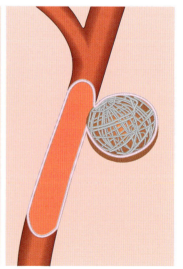

図5-15　コイル塞栓術

> **事例で考えてみよう**
>
> 73歳，女性．意識障害で発症し救急搬送．JCS 200．頭部CTでくも膜下出血を認めた．全身麻酔下に脳血管撮影を施行し，脳底動脈に動脈瘤を認めた．引き続きコイル塞栓術を行い，計18本のコイルを使用し，2時間で治療終了した（図5-16）．
> 診断：脳底動脈動脈瘤破裂によるくも膜下出血

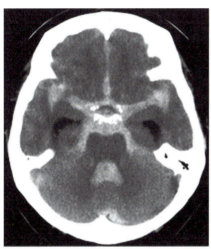
頭部CT

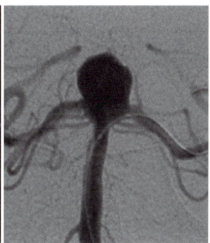
脳動脈瘤

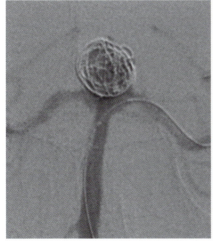
コイル塞栓術施行中

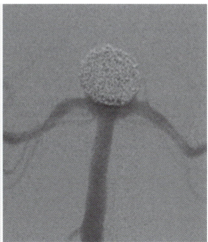
コイル塞栓術終了後

図5-16 脳底動脈動脈瘤に対するコイル塞栓術

頸動脈狭窄症に対するステント留置術

- 動脈硬化の進行による頸動脈狭窄症は脳梗塞の原因となります．狭窄部分の血管壁に付着した血栓や粥状硬化片（プラークの破片）などがはがれて飛散して脳梗塞を起こしたり，狭窄の進行により脳血流が低下して脳梗塞を起こすことがあります．
- 頸動脈狭窄症に対する外科治療として，頸動脈内膜剥離術が行われていました．全身麻酔下に頸部の皮膚を切開し，頸動脈を露出して頸動脈の流れを一時的に遮断して切開し，狭窄の原因となっている動脈内膜の粥腫を除去する治療です（図5-17）．

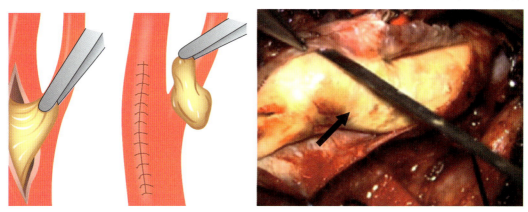

図5-17　頸動脈内膜剥離術（CEA）

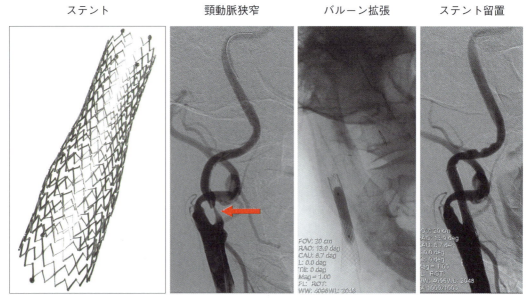

図5-18　ステント留置術

- ステント留置術とはカテーテルを通して血管の中から狭窄部位を広げる治療です．血管の中で風船（バルーン）付きのカテーテルを用いて狭窄部位を拡張し，そこに金属性ステントを留置する治療です（**図5-18**）．

引用文献

1) 医療情報科学研究所編：病気がみえる vol.7 脳・神経．メディックメディア，p252，2011
2) 前掲書1）p3
3) 市川靖充：脳血管障害に伴う高次脳機能障害について教えてください．"徹底ガイド！ 高次脳機能障害"新貝尚子，森田将健編．総合医学社，p13，2016
4) 山岡由美子：脳梗塞の原因と治療法について教えてください．"これだけは知っておきたい脳神経外科ナーシングQ&A"森田明夫編，第2版．総合医学社，pp78-80，2014
5) 木村俊運：脳動脈瘤はどのくらい発生し，どこにできやすいですか？ また，どのように破裂が起こるのですか？．"これだけは知っておきたい脳神経外科ナーシングQ&A"森田明夫編，第2版．総合医学社，p101，2014
6) 荒木信夫，大櫛陽一，小林祥泰：病型別・年代別頻度．"脳卒中データバンク2009"小林祥泰編．中山書店，p23，2009
7) 豊田一則：抗血栓薬服用中の脳出血．脳循環代謝 27（2）：294，2016

Part 2
疾患別の病態観察と看護

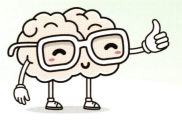

1 はじめに〜急性期看護の考え方〜

> **POINT**
> - 回復支援は急性期から始まる
> - 観察したことを異常の早期発見のみならず，患者理解にもつなげる
> - 急性期での予後予測を回復ケアにつなげる

　急性期看護の目標は異常の早期発見だけではありません．合併症を予防し，スムーズに回復できるようにすることも大切な目標の一つです．脳血管障害（脳卒中）は程度の差や障害の種類もさまざまですが後遺症があることが多く，急性期を無事に脱しても回復期とよばれるリハビリテーション期間が重要です．脳血管障害の患者さんがスムーズに回復するためにはどんな看護を急性期で行えばよいのでしょうか？

　そう！　急性期から回復支援に向けた看護をすることです．急性期では成果（目に見える回復）はわからないことが多いのですが，脳卒中の急性期看護は患者さんの回復に確実に影響を与えているのです．治療経過とともに急性期における脳血管障害の回復支援（図1-1）を考えてみましょう．

　脳の解剖，血管分布，治療過程についてはPart1に戻り，一つひとつ根拠を確認しながら読み進めていくことをお勧めします．

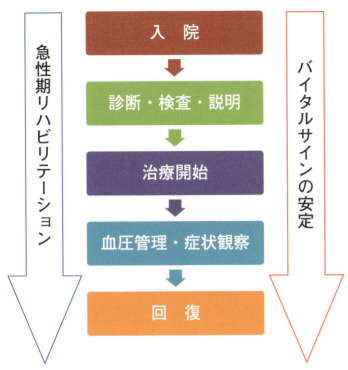

図1-1　急性期における脳血管障害の回復支援

2 脳梗塞

a. 看護に必要な脳梗塞の基礎知識

> **POINT**
> - 病態を理解して治療を知ろう
> - まずは救命，細かい観察はその次
> - 脳出血との違いを理解しよう

　脳梗塞の病型は大きく分けて3つあります．また，脳の機能分布や血管分布は複雑ですので脳血管障害の後遺症というのは障害部位で症状が異なります．運動麻痺が出ないこともありますし，失語などの高次脳機能障害がある場合やない場合などさまざまです．患者さんの障害部位と症状，梗塞範囲，梗塞巣周辺の状態，既往歴，治療方針，使用する薬剤などの情報を統合し，どのような支援・ケアが必要か発症・入院の流れに沿って考えてみましょう．

バイタルサインの安定

　初療や急性期に限ったことではありませんが，まずは救命です．初めてみた患者さんの身体状態を観察し，バイタルサインの安定を確認します．まずはABCDEアプローチでフィジカルアセスメントを行います．
　一般的な急性期や急変時の観察と同様です．
　A：airway（気道）
　B：breathing（呼吸）
　C：circulation（循環）
　その次に
　D：dysfunction of CNS（意識）
　E：exposure & environmental control（体温）
　問題がないことは一目でわかることもあるでしょう．問題があると感じた場合，何がどのように問題なのかを観察して具体的に問題を捉え，解決するためのアセスメントをすることが必要です．たと

え，超急性期治療までの時間が短い脳梗塞だとしても，バイタルサインが安定するまでは大まかな意識レベルを確認するのみでよく，詳しい意識レベルや神経学的所見はそのあとでよいのです．

ただし，バイタルサインの観察を急がなくてもよい，という意味ではありません．t-PA 適応症例であれば急いでバイタルサインをとらなければなりません．t-PA 適応かどうかわからない場合は，

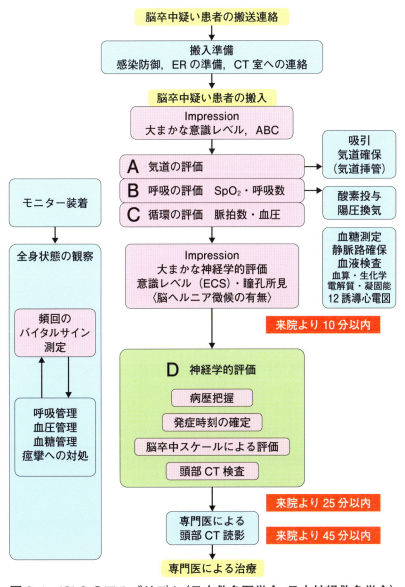

図 2-1　ISLS のアルゴリズム（日本救急医学会・日本神経救急学会）
（丹下大祐：脳卒中初期診療のアルゴリズム．"ISLS コースガイドブック―脳卒中初期診療のために"．ISLS コースガイドブック編集委員会．へるす出版, pp19-22, 2006 より引用）

適応症例のつもりで対応することが適切です．

　脳血管障害において血圧管理は治療の一環です．優先すべきは人命ですが，同時に治療も進行させなければならないのが脳卒中の急性期治療の特徴でしょう．まさに"Time is Brain"なのです．

　バイタルサインは状態が安定するまでは常に気にかけておかなければなりません．脳梗塞急性期では突然状態が変化することがあります．症状の進行，痙攣発作，せん妄，既往疾患の悪化など不安定な状態に心身ともに影響を受けます．治療が始まってからも同様ですので，「バイタルの安定」は急性期を脱するまでは頻度の違いこそあれ，常に必要な視点です．

　外来診療においては，日本救急医学会・日本神経救急学会が提唱するISLSのアルゴリズム（**図2-1**）[1]を参照してください．

ISLS
Immediate Stroke Life Support

診断・検査・説明

　バイタルサインの安定を確認したら，診断確定のための検査です．体を動かさずに行える採血，心電図等の検査はバイタルサインの観察と同時に行うことができますが，画像検査はできません．急性期脳梗塞の診断で有用なのはMRIです．ただし，MRIは撮影に20分以上かかり，この間患者さんの観察はできませんので，バイタルサインの安定を確認してから検査を行うことが鉄則です．検査中に生命の危機に陥ることになれば救命は困難になります．人命優先の医療においてあってはならないことです．

　確定診断がされれば，患者さん・家族への説明です．医師の言葉が患者さん・家族にどのように伝わったか，どんな思いを抱いたのか，治療にどのような期待をしているのか，疾患に対する思い，目に見える症状に対する思いなど，今後の支援に必要になってくると思われる患者さん・家族の思いをその場で聞き取ることは困難ですが，看護師に話してよいのだ，聞いてくれる存在なのだ，ということを知ってもらうことが大切です．ちょっとした言葉に隠れている思いを汲み取ることはコミュニケーションにおいて重要です．

　また，家族の突然の発症で驚き，不安や期待の入り混じった複雑な思いで待っている家族への対応も大切です．ただ待つことは意外と大変なものです．なぜなら不確定要素の多い状況では，何もせずにいることはいろいろなことを考えてしまう時間になるからです．

この場合たいていは不安が膨らんでくるものです．人は訪れるかもしれない不幸に対して自然と適応するように準備をします．つまり，自分の中で最悪のことを想像しておいてそのときに備えるのです．これは心理的防御反応であり，無意識に行います．なかには防御反応が強く働きすぎて，まだ確定していないことで不安が増強し，興奮やショック状態に陥る例もあります．なぜか，怒り出したり，気分が悪くなってしまうといった例は，こういった防御反応だと考えられます．

　家族はただ待つだけしかできませんが，情報用紙の記入や具体的な診療の流れをこまめに伝え，不安を膨らませないようにすることも家族支援の一つです．

治療開始

内科的治療

　バイタルサインが安定し，確定診断がつけば治療の開始です．降圧や血糖コントロール，心機能の安定等のためにすでに実施している治療と並行して脳梗塞の治療が始まります．脳梗塞は内科的治療では点滴や内服投与の指示が出ます．脳梗塞の病態によって使用する薬剤の特徴が異なります．凝固能，副作用の発生等の観察，また神経学的所見，意識レベルの変化等も観察しながら治療を進めていきます．t-PA もその一つですがこの薬剤は特別です．効果が大き

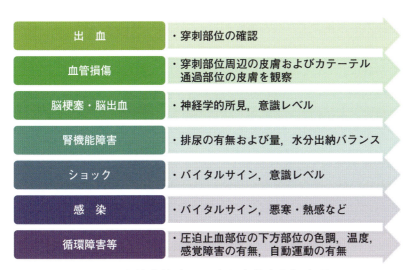

図 2-2　血管内治療のおもな合併症と観察項目

い分，リスクも高いからです．投与後 24 時間以上は SCU，ICU 等での重症管理が推奨されています[2]．観察時間，処置，禁忌等の推奨される対応が細かく設定されていますので，それらに基づき治療・観察をしていきます．

外科的治療

脳梗塞の外科的治療が行われる場合，透視下でのカテーテル治療が行われます．この治療にも薬剤副作用同様，合併症のリスクがあります．おもに，出血，血管損傷，脳梗塞・脳出血，腎機能障害，ショック，感染，循環障害が挙げられます（図 2-2）．脳血管造影（angio）と同様です．

血管内治療の場合，薬剤の血管内投与やステント等の異物挿入があり，単なる造影検査よりも高リスクです．治療後の観察は合併症の有無だけでなく，脳梗塞の症状の変化も重要であり，全身観察を密に行う必要があります．

せん妄

治療後は安静が必須となります．痛みや環境変化，強制される安静，身体変化，それに加えて意識障害で，特に高齢の患者さんは混乱することが少なくありません．

不穏やせん妄の要因はさまざまですが，身体的因子の影響が最も大きいといわれています．つまり，痛みや排尿困難による不快，麻痺による身の置き所のなさなどです．まずは痛みなどの不快を最小限にすることがせん妄予防の第一歩です．せん妄が起こってしまっては治めることはなかなか難しいのが現状です．特に脳血管障害患者さんで高次脳機能障害が発生している場合には容易にせん妄の原因を特定できませんし，コミュニケーション自体が困難となります．安静を優先し，鎮静薬の使用や身体抑制をやむなく選択することになる例もありますが，いつまで続けるのか，いつせん妄が治まるのか明確に判断できないため常態化してしまう例もよく見かけます．こういった例を回避するためにせん妄は発生させないことが最も重要です．

安静

治療の一環として安静があります．起き上がったり，臥床したり

日常の動作を行うことで通常は脳内の血流,圧力は一定を保ちます.これを脳の自動調節能といいます.脳梗塞などの脳内における病変がある場合,この自動調節能が一時的に障害されます.脳梗塞急性期の場合は障害部位が大きいほど,脳の自動調節能が障害され,頭部を挙上するだけで,脳内の血流が低下し,脳圧低下,脳虚血状態に陥ってしまうリスクがあるのです.ラクナ梗塞の場合はリスクは低く,発症当日から歩行の許可が出ていることもよくありますが,広範囲の脳梗塞,特に心原性脳塞栓症では発症から数時間後の血行再開通による出血性梗塞のリスクがあるので要注意です.安静の指示がなく,活動している患者さんでも急性期にはこういったリスクが存在していることを知ったうえで観察することが必要です.

血圧管理・症状観察

血圧管理

治療開始と同時に血圧管理を行います.脳血管障害における血圧管理は重要な治療の一つです.急性期と回復期では目標血圧値が異なります.急性期では「収縮期血圧 220 mmHg 以上になる場合は慎重に降圧する」[3]と脳卒中治療ガイドラインにはあります.施設によって基準は異なりますが梗塞巣の拡大を防ぐために,通常の血圧値よりは高めにコントロールされます.このことに患者さんや家族が不安に思うこともあります.

症状観察

出血等のリスクもあります.一時的な治療の経過であることを十分に説明すること,高圧管理することのリスクを知って観察することの意味は大きいと思います.高圧であるとき,脳内も上昇します.梗塞巣周囲に浮腫がある場合,さらに脳圧が亢進します.脳圧亢進すると,重篤な状態を引き起こす可能性のある脳ヘルニアが起きます.脳ヘルニアを起こさないために降圧ではなく,抗脳浮腫薬が使用されます.同時に血圧も下降しますので,投与速度,尿量,神経学的所見の変化をモニタリングすることが必要です.

急性期リハビリテーション

急性期でのリスク

　病態の安定が図れ，安静の解除や早期離床が行われ，ADL（日常生活動作）拡大が進められる場面でも脳血管障害の急性期〜亜急性期にはまだ症状悪化のリスクがあります．バイタルサインの安定，神経学的所見変化の有無などを観察し，リスクに配慮する視点が必要です．

　リスクには2つあります．1つは急性期にリハビリテーションを始めなかったことによるADL再獲得長期化と廃用症候群発生等のリスクです．もう1つは症状変化を見逃したことによる障害拡大のリスクです．かつては，無理に動かさず，障害拡大のリスクを安静で回避したほうが安全だと考えられていました．しかし，その"安全"の裏には治療困難な廃用症候群発生と1日でも早く社会復帰，在宅復帰を望んでいながらADLをなかなか拡大できないでいる患者さんや家族の気持ちに沿えないという葛藤が生じていたのです．また，我が国の医療事情，病院の運営上も入院期間の長期化は避けたいところです．早期リハビリテーションがもたらす効果についてはさまざまな報告があり，現在ではリスクコントロールしながら早期リハビリテーションを行うことがスタンダードな治療となっています．

離床・頭部挙上での注意点

　前述した脳の自動調節能の障害が原因となり，脳梗塞の場合は梗塞巣の拡大や一過性脳虚血発作（TIA），さらには転倒，転落，外傷を引き起こします．初めての離床，頭部挙上は血圧測定をしながら慎重に行います．特に下肢を下垂させる端座位，車椅子乗車時は起立性低血圧の発生リスクに注意しましょう．

　段階的に頭部挙上し，座位を取るまでの血圧測定のタイミングを基準化した座位耐性訓練開始・中止基準（図2-3）[4]があります．現在，全症例に対応できる基準はありませんが，この基準では座位をとるまでの経緯が慎重であり，看護師がいつ，何をするかの判断基準も明確で，使用しやすいものとなっています．

　また，起立（端座位）3分後の収縮期血圧20 mmHg以上／拡張期血圧10 mmHg以上の低下は起立性低血圧です（ICD-10定義）．

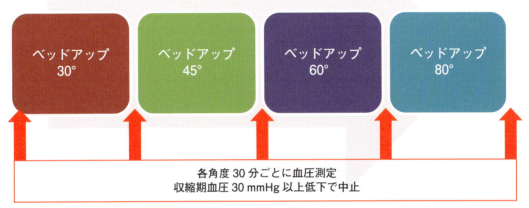

図 2-3　座位耐性訓練開始・中止基準
(出江紳一, 石田暉：急性期のリハビリテーション―離床までの評価と訓練. 日本医師会雑誌 125 (12)：S272-284, 2001 をもとに作成)

I 運動を行わないほうがよい場合

- 安静時脈拍数 120/min 以上
- 拡張期血圧 120 mmHg 以上
- 収縮期血圧 200 mmHg 以上
- 労作性狭心症を現在有するもの
- 新鮮心筋梗塞 1ヵ月以内のもの
- うっ血性心不全の所見の明らかなもの
- 心房細動以外の著しい不整脈
- 運動前すでに動悸, 息切れのあるもの

II 途中で運動を中止する場合

- 運動中, 中等度の呼吸困難, めまい, 悪心, 狭心痛などが出現した場合
- 運動中, 脈拍が 140/min を超えた場合
- 運動中, 1分間 10 回以上の期外収縮が出現するか, または頻脈性不整脈（心房細動, 上室性または心室性頻脈など）あるいは徐脈が出現した場合
- 運動中, 収縮期血圧 40 mmHg 以上または拡張期血圧 20 mmHg 以上上昇した場合

III 次の場合は運動を一時中止し, 回復を待って再開する

- 脈拍数が運動時の 30% を超えた場合. ただし, 2分間の安静で 10% 以下に戻らない場合は以後の運動は中止するか, または極めて軽労作のものに切り替える
- 脈拍数が 120/min を超えた場合
- 1分間に 10 回以下の期外収縮が出現した場合
- 軽い動悸, 息切れを訴えた場合

図 2-4　アンダーソン・土肥の基準
(土肥豊：リハビリテーション医のための循環器入門1―うっ血性心不全. 総合リハ7 (1)：53-58, 1979 をもとに作成)

座位は中止し，臥床してバイタルサインと神経学的所見の観察をします．心疾患患者さんのための離床基準としてはアンダーソン・土肥の基準（図2-4）[5]があるので，参考にするのもよいでしょう．

また，急性期リハビリテーションで注意すべき合併症として，DVT（深部静脈血栓症），誤嚥性肺炎，失禁あるいは尿閉・便秘，褥瘡，低栄養，感染症などが挙げられます．リハビリテーションを統合医療と捉え，リハビリテーションセラピストだけが行うものではなく，看護師もともに合併症の予防や早期発見などに取り組むことが質の向上になると考えます．例えば，リハビリテーションを行う前に意図的にトイレでの排泄を行えば失禁，便秘，褥瘡等の合併症予防になります．患者さんがトイレに行きたいと教えてくれることもありますが，疾患のために尿便意がわからず，医療者に教えることができない例もあります．リハビリテーション前後の心身の状態を整えるためには患者さんの機能について知ること，予測できる知識や観察技術が求められます．

●離床のタイミングと安全への配慮

ガイドラインやリハビリテーションの基準等はさまざまなものあり，どれを使用すればよいか迷います．一番重要なのは患者さんの個別性に合わせた離床のタイミングと安全への配慮です．基本的にガイドライン等を参考にし，実際の場面では患者さんの身体所見でアセスメントし，柔軟に対応できれば最高です．スタッフ全員が同じレベルで回復ケアを提供しようとするときには基準やマニュアルが必要です．それを応用して，より個別性のあるケアを提供するにはアセスメント力が欠かせません．脳血管障害急性期は悪化のリスクが高く，後遺症の重症度は予後に大きく影響を与えます．そういった背景から急性期看護では，状態変化を予防することに重点を置きすぎて回復へのアプローチが出遅れることがしばしばみられます．ここが急性期看護の難しさです．急性期のリハビリテーションが重要であること，より脳血管障害看護に特化し，予防・回復を含めた適切なケアを行うことが患者の予後に大きく寄与すると考えられたからこその脳卒中ケアユニット（SCU）といえるでしょう．

離床基準からは逸脱する例もあります．小脳梗塞，脳幹梗塞でめまい，吐き気，失調がある場合はバイタルサインが安定していてもリハビリテーションができない状況にあります．原因は脳血管障害

> **SCU**
> stroke care unit：脳卒中ケアユニット

ですので，薬剤でコントロールするにも限界があります．障害をもった体に慣れる練習を少しずつ行うことと時間が必要です．日々の変化を患者さん自身が感じ取れるケア提供が効果的と考えます．

　小脳，脳幹の障害に限らずバイタルサインが安定していても，患者さんの心の準備ができていないときもあります．麻痺がある体にまず慣れること，身体認知を促進し，できることはあるのだということや今後獲得できるかもしれないという希望をもってもらうことが意欲につながると考えます．疾患に対して不安が強い患者さんもいますので，バイタルサインを共有し，目で見える安心を提供することも効果的です．医師のひと言が絶大な効果をもたらす場面はよく見かけます．患者さんにとって重要なことは何かを知ることもケアの実践には大事です．

　安全への配慮は不可欠ですが，同時に脳梗塞の後遺症から早期に回復し，新たな生活を再獲得するスタートが急性期であることを知ったうえで看護をすることはとても重要です．リハビリテーションは患者さんの身体機能，高次脳機能，心理状態を理解しようとすることから始まります．つまり，観察が始まりです．入院時からリハビリテーションはスタートしているのです．脳血管障害で後遺症を抱えるとわかった時点でリハビリテーションという看護は始まります．急性期において何を，どれだけしたら1か月後，2か月後の患者さんは回復できているのでしょうか．急性期看護は異常やトラブルがないことがみえる成果としてありますが，脳血管障害の看護においてはその後の患者さんの回復こそ重要な成果と考えます．これは自分たちでは評価できないことが多く，そうかといって誰かが評価してくれることもありません．早期リハビリテーションの効果については賛否がありますが，廃用が簡単に発生することは事実です．脳血管障害の急性期リハビリテーションにおいてルーティーンはありません．患者さん一人ひとりに合わせて，看護師がつくりだすものです．これが最大の難関であり，醍醐味だと思います．観察し，考え，患者さんの個別性を踏まえて介入し，これらをきちんと次の看護に役立ててもらえる形で伝えること，これが急性期に行うべきことではないでしょうか．

b. 脳梗塞急性期をより詳しくみよう

> **POINT**
> - まずは1つの障害部に的を絞って学習しよう
> - 脳卒中動脈を理解し，症状と結びつける
> - 症状と障害部位はセットで学習しよう

　脳血管障害の症状はさまざまです．それは脳の中には機能がたくさん詰まっているからです．小さい頭蓋骨の中にたくさんのものを詰め込めば，一つひとつの占める場所は狭くなります．障害の部位が少し異なるだけで症状はまったく異なるのです．個人差もありますし，利き手の左右差でも異なります．まずは基本となる脳の機能分布を知ることが患者さんの症状理解には不可欠なのです．

　脳のすべての機能を覚えるのは難しいですし，まだ未解明な部分もあります．まずは障害を起こしやすい部位を覚えましょう．

脳血管が閉塞しやすい部位

　病型別の統計ではラクナ梗塞，アテローム血栓性脳梗塞（血栓を含む），心原性脳塞栓症はほぼ同率です[6]．どの病型でも障害する部位に特徴はありません．心原性だから内包が障害される，ラクナだから脳幹というようなことはないのです．しかし，脳血管が閉塞する部位は内包，視床，後頭葉，脳幹，小脳とほぼ決まっているのです．

　他にも障害される部位はあるのですが，上記の部位は特に多く見かけます．これらの部位の機能を頭に入れておくと，障害を観察するときの役に立ち，無駄を省くことができます．症状をみて，障害部位も判断できるようになります．

　まずはそれぞれの場所を確認しましょう（図2-5）．

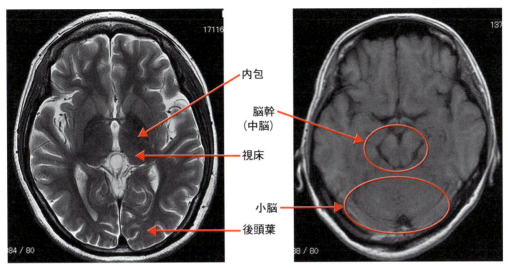

図 2-5　脳血管が閉塞しやすい部位

①内　包

　内包は錐体路，運動神経の通り道です．運動麻痺の出現は避けられません．障害部位の対側，上下肢に麻痺がみられます．しかし，時間経過，PT，OT，ST が行うリハビリテーションにより麻痺は回復してきます．上下肢の麻痺だけでなく，顔にも麻痺が出ますので，口角下垂，舌偏位，鼻唇溝の深さを必ず観察しましょう．浮腫があり，周辺にも影響を与えている場合は視床に影響があり，感覚障害としてしびれを伴うこともありますが，時間経過で改善してくるでしょう．左半球での障害なら失語もみられるかもしれませんが一時的であることが多く，回復してきます．

②視　床

　視床は感覚神経の通り道です．錐体路に近いので運動麻痺も出ますが，比較的軽症です．感覚障害が必ず伴いますので，しびれや感覚低下，感覚異常に伴う痛みや患側無視がみられます．半側空間無視とは異なり，感覚低下による無視ですので，指導で注意を向け，患側管理を患者さん自身ができるようにすることが必要です．また，深部感覚障害がある場合はうまく体を動かすことができません．ベッド上では運動麻痺は軽症にみえてもいざ動いてみると膝が抜ける，靴を正しく履いてない，足底接地をせずに立ち上がるなどの行動がみられます．これは体の位置覚が障害されて，目視しないと自

分の体がどうなっているのかわからない状態です．患者さんは最初，そのような障害が発生していることがわかりませんので看護師が説明・指導することが必要です．特に初めての離床時は要注意です．必ず麻痺側の目視をして，行動するよう習慣づけましょう．運動麻痺と異なり，感覚障害は回復しにくいといわれています．そのうち良くなるから介助してしまえばいい，というのではADLは拡大しませんし，転倒リスクも低下しません．

③後頭葉

後頭葉はおもに高次脳機能の障害です．錐体路とは遠く離れているため運動麻痺は出現しません．しかし，視神経が送った視覚情報を理解することができないためにものにぶつかる，つまずくなどのリスクが高くなります．見えないことで恐怖心が高まり，歩くのを嫌がることもあり，認知症を伴う場合は刺激入力の低下，意欲減退などから活動が著しく低下することもあります．障害部位で視野障害は異なりますので，顔をどこまで向ければ見えるようになるのかなど，まずは身の回りの環境を知ることから視野獲得の習慣づけを始めましょう．

④脳　幹

脳幹は中脳，橋，延髄で構成される生命維持に欠かせない機能がある部位です．部位ごとに機能は異なりますので，脳幹梗塞といっても症状はさまざまです．錐体路の通り道も複雑で，運動麻痺がまったく出現しない障害部位もあります．脳幹には錐体路と錐体外路といわれる運動神経そのものではなく，運動を助ける神経の通り道もあります．また，梗塞範囲が大きければ生命の危機となります．障害部位，大きさ，浮腫の有無，治療方針を知ることが必要です．また，脳神経のほとんどが脳幹から発生していますので，部位を知り，脳神経症状を確認しましょう．

⑤小　脳

小脳は錐体路ではないので，障害されると運動麻痺は出現しませんが，失調症状を示すのが特徴です．失調は運動麻痺と異なり，障害側と同側に出現します．右の小脳が障害されれば右上下肢の失調です．障害部位によって失調症状の程度は異なります．パーキンソ

表 3-1 障害部位と特徴

障害部位	特　徴
内　包	運動麻痺の出現は必須．顔麻痺も見逃さない
視　床	感覚障害の出現が多い．運動麻痺は軽くても感覚障害によるADL低下があるため離床開始時は要注意
後頭葉	視覚障害がメイン．障害部位と視野障害を合致させる
脳　幹	中脳，橋，延髄で症状が異なる．部位の確認と障害範囲，治療方針も確認する
小　脳	失調症状の観察．急な意識レベルの低下は要注意

ン病と異なり，安静時の振戦はなく，何かしようとしたときに振戦する企図振戦が特徴です．四肢，体幹だけでなく，口や眼球も振戦することがあります．本来なら右をみようと思って眼球を動かす運動神経が右に向けますが，ちょうどいいところで眼球の位置を止めるための調節機能が障害されるので，細かい振戦（眼球なら眼振）が出現してしまうのです．

四肢の失調検出には上肢のFNテスト（指鼻試験：Finger-Nose TEST），下肢のHKテスト（膝かかと試験：Heel-Knee TEST）があります．臥位になり，検者の人差し指と自分の鼻を自分の人差し指で触り，位置を変えて数回往復してもらいます．失調がある場合は，触る部分がずれます．どれだけずれるか，素早くできるかで失調の程度をみます．下肢は自分の膝とかかとを反対の下肢のかかとで触って，数回往復してもらいます．評価は上肢と同様です．眼球は左右を順番にじっとみるよう指示，または検者の指等を眼球だけで追わせて，止まったところで眼球も止めることができるか，眼振の出現はないかをみます．やりすぎるとめまい，嘔吐の誘発になる場合もあるので，急性期で実施する場合には注意しましょう．失調は時間経過で改善してきますが，完全に回復することは困難です．

また，小脳は脳幹との間に第四脳室を形成しており，浮腫や梗塞巣の拡大で急性水頭症が出現する可能性があります．小脳梗塞は意識障害を伴いません．意識レベルの低下は即，急変の合図です．その場を離れず，緊急コールでチームメンバーを呼び，ドクターコールをしましょう．

c. 事例で急性期脳梗塞の看護を考えよう

事例①
▶ 概 要
- 60 歳代男性
- 左内包のラクナ梗塞
- 発症から約 8 時間経過して入院
- 既往には高血圧，糖尿病あり
- 入院後はトイレ歩行の許可あり
- 点滴は脳保護薬，抗血小板薬投与，24 時間補液の指示
- 採血データはほぼ正常範囲内，血糖値は 200 mg/dL
- 血圧は 160/90 mmHg
- 意識レベルは JCS 0，GCS：E4V5M6
- 右上下肢の不全麻痺はあるが立位は安定しており，歩行は近接監視で可能

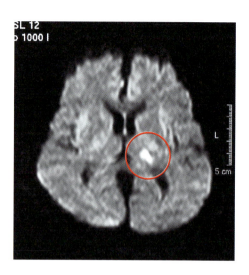

▶ アセスメント

　脳梗塞急性期，ラクナ梗塞は 48 時間以降の症状悪化は少ないが，現在は発症 8 時間であるため，まだ頻回な観察が必要．麻痺は MRI 所見と一致しており，意識障害が起こる可能性は低く，失語もなく，視床への影響もないと考えられる．皮質下は問題なく，高次脳機能障害はなし．

　安静度は，トイレ歩行許可はあるが，軽度の麻痺があり，点滴中のため，通常の歩行とは異なる．そのため転倒リスクは高く，介助が必要と考える．血糖値は高く，随時モニタリングが必要．脳保護薬による副作用，疾患への理解や治療に対する受け入れ状況などを確認していく必要がある．

事　例②

▶ 概　要
- 40歳代男性
- 右延髄外側の梗塞
- 発症から約12時間経過して入院
- 既往は高血圧，高脂血症あり
- 血圧 180/80 mmHg
- 意識レベルは JCS 0，GCS：E4V5M6
- 運動麻痺はなし

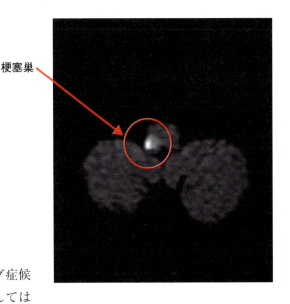

梗塞巣

▶ アセスメント

　延髄外側にある梗塞ではワレンベルグ症候群を確認する必要がある．不足情報としては顔と体の感覚障害の有無・部位，嚥下障害の有無・程度，ホルネル徴候の有無，失調の有無，めまい，吐き気の有無を追加で観察する．

　脳梗塞の原因は既往からはアテローム性かとも思われるが動脈解離の有無について医師に確認していく．併せて治療方針を確認し，指示薬投与，必要な安静が守れるよう支援する．年齢は若く，意識障害もないため，疾患・治療に関して理解していることを確認し，必要な安静や投薬が実施できるよう引き続き支援していく．嚥下障害があると思われ，経口摂取ができないが球麻痺であることから，時間経過で摂取できるようになることを伝え，必要以上に落胆したり，不安が増強しないよう配慮する．

　血圧は高めを維持する方針と思われるが，医師の指示を確認し，患者にも身体所見について説明し，関連性のある情報で治療や回復の過程を実感できるようにしていく．

3 脳出血

a. 看護に必要な脳出血の基礎知識

> **POINT**
> - 急性期は血圧コントロールがメイン
> - 症状と障害部位はセットで学習しよう
> - 手術適応は部位・重症度で異なる

脳出血の看護を入院からの流れでみていきましょう．

項目は脳梗塞と同様ですが，脳出血では治療方法が保存か手術かの2択です．どちらにしても再出血を予防するために降圧が重要です．治療のタイミングと看護について考えてみましょう．

バイタルサインの安定については，脳梗塞の項を参照してください．

診断・検査・説明

脳出血の診断はCTで迅速かつ正確に行うことができ，患者さんと家族にもすぐに説明できますが，その後の治療として外科的治療が提案された場合，すぐに決断を求められるため，精神的負担は大きいでしょう．たとえ決断し，同意書にサインしても無事に終わるか，これで良かったのか，釈然としないまま手術が終わるのを待つことになります．突然の発症から，治療の選択，長い待ち時間など家族のストレスを少しでも和らげるよう，配慮が必要です．

脳出血と診断された後は，外科的治療となるかどうか決まるのを待つのみです．その間にできる準備はしておきましょう．手術になったときにすぐ対処できるよう書類，データ等の準備，着替えなどと並行してバイタルサイン，意識レベル，神経学的所見の観察も忘れずに行います．出血後3～6時間は再出血リスクが高いといわれています．緊急手術が必要な状態に陥っていないか頻回に観察が必要です．

治療開始

治療方法が決定したら行動するのみです．高血圧性脳出血の手術適応は『脳卒中治療ガイドライン2015』で推奨されている基準があります[7]．

血圧管理・症状観察

脳出血で重要な治療はまずは降圧です．血圧が下がらなければ手術もできません．ガイドラインでは急性期においては収縮期血圧は140 mmHg未満に降下させ，7日間維持すること，外科的治療を予定している場合はより積極的な降圧を推奨しています[8]．施設によって血圧目標値は異なるのが現状ですが，脳卒中治療ガイドラインよりは低い値を設定することが多いようです．また，迅速かつ持続的な降圧効果を得るために静注での降圧薬投与が行われ，再出血リスクが低くなる24時間後を目安に続けられます．降圧目標値や時間，使用薬剤等は患者さんの既往や全身状態によって調整されるので定期的にCT，採血等の検査を行い，評価していきます．血腫の増大の有無，脳浮腫の範囲・程度などを医師に確認し，観察頻度や治療への理解を深めることは大切です．

血圧管理はそのまま脳出血の再発予防に移行します．出血24時間以降は徐々に内服へ切り替えてコントロールします．ガイドラインでは脳出血再発防止の目標値は130/80～140/90 mmHg未満とされています[9]．日本高血圧学会が定義する脳血管障害患者の目標血圧値は140/90 mmHg（診察室血圧），135/85 mmHg（家庭血圧）となっています[10]．

回　復

脳梗塞も病型によっては早期症状安定，スムーズに回復過程に入りますが，階段状に症状が進行したり，改善したりと安定期に入るまでに時間がかかることが多いです．脳出血は脳梗塞と異なり手術後や24時間経過するとほとんどの症例で安定期に入り，積極的に離床，リハビリテーションを進めることができます．患者さんと家族のほうがとまどってしまうくらいのスピードです．脳梗塞に比べ

ると症状悪化のリスクは低いものの，やはり脳の自動調節能は障害されているので脳梗塞同様，最初の頭部挙上，離床時は血圧管理をしましょう．出血の治療ができても梗塞になってしまってはせっかくの治療が台無しです．また，脳梗塞より皮質下出血や手術後の患者さんは頭痛が強く出る傾向にあります．高齢者，我慢したり，痛みがうまく伝えられなかったりします．実はこれがせん妄の原因となることがあります．ここでも患者さんの病態や個別性をうまく捉えることがよい看護に結びつきます．その他は脳梗塞の項を参照してください．

高血圧性脳出血の手術適応とは？

　脳出血の病型はほぼ1つ，高血圧性脳出血です．ですから，治療方法もほぼ1つ，降圧です．外科的治療の場合もありますが，脳出血の症例では出血部位で手術適応が異なります（図 3-1）[11]．施設によってもさまざまですが，脳卒中治療ガイドラインが推奨する手術適応を紹介します（図 3-2）[12]．

脳出血が頻発する部位

　脳出血では頻発する障害部位が脳梗塞と少し異なります．その部

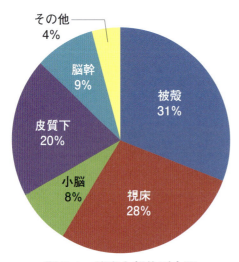

図 3-1　脳出血部位別内訳
(瀧澤俊也：脳出血の原因別・部位別・年代別・性別頻度．"脳卒中データバンク 2015" 小林祥泰編，中山書店，p133，2015 を一部改変)

被殻出血	・神経学的所見が中等症，血腫量が 31 mL 以上で，かつ血腫による圧迫所見が高度である場合は手術を考慮してもよい
視床出血	・手術適応はなし．脳室内穿破を伴う場合は脳室ドレナージ術を考慮してもよい
皮質下出血	・脳表からの深さ 1 cm 以下のものでは考慮してもよい
小脳出血	・最大径が 3 cm 以上，神経学的症候が増悪している場合，または急性水頭症を併発している場合は適応となる
脳幹出血	・手術適応はなし．急性水頭症を併発している場合は脳室ドレナージ術を考慮してもよい

図 3-2　高血圧性脳出血の手術適応
(篠原幸人，他編：脳卒中診療ガイドライン 2015. 協和企画，p155, 2015 をもとに作成)

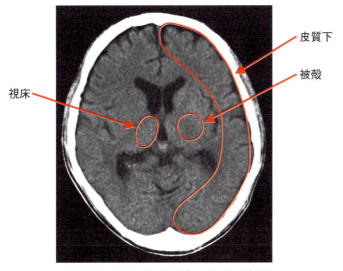

図 3-3　脳血管が閉塞しやすい部位

位の機能を確認していきましょう．

まずは位置の確認です（図 3-3）．視床，小脳，脳幹に関しては脳梗塞と同じです．

①被　殻

被殻は内包の横にあります．錐体路の通り道のすぐ横です．錐体路を圧迫することで運動麻痺が出現します．内包の症状とほぼ同じです．内包より言語野に近く，左半球の障害では内包よりも失語症状の出る確率が高くなります．血腫の大きさ，浮腫の程度にもよりますし，程度の差はありますが急性期ではほぼ失語症状がみられま

す．しかし，これは一時的であり，浮腫改善，血腫吸収とともに改善してきます．麻痺も内包と同様に改善してきます．保存的療法に比べ外科的治療をした場合，頭蓋内圧亢進状態の期間短縮，血腫吸収までの時間が短縮されるため，急性期における治療期間が短縮され，神経学的所見が早く改善する利点がある一方，感染，後出血，疼痛などのリスクが新たに増えます．血腫が大きく，救命目的である場合は外科的治療の効果は確実といえます．

②皮質下

皮質下とは，CT画像で見える脳の外周の薄いグレーの部分の大脳皮質（灰白質）と，中心部の黒い部分（白質）との間を指します．この部分が出血することを皮質下出血といいます．脳の表面ですので，高次脳機能障害が出ることが多いですが，部位によって異なります．脳の外周をすべて皮質といいますので，皮質下出血といっても部位を必ず確認することが必要です．比較的高齢者に多くみられ，これを繰り返す場合はアミロイド血管症を疑います．この場合は血圧が正常値でも発生しますので予防が難しくなります．また，出血傾向のある症例でもみられますので血液データや既往歴に注意しましょう．一般的に頭痛や痙攣を伴うことが多いですが，軽症例がほとんどです．詳細な症状に関しては，高次脳機能の脳内分布を脳の解剖の項で確認しましょう．

後頭葉：視覚障害
側頭葉：失語（左半球の場合），運動麻痺
前頭葉：運動麻痺
頭頂葉：運動麻痺，感覚障害

b. 事例で脳出血の看護を考えよう

事例①
▶ 概 要
- 50歳代女性
- 左被殻脳出血
- 自宅で突然倒れ，すぐに救急車で来院
- 既往には高血圧がある
- 血圧は 210/140 mmHg
- 意識レベルは JCSⅢ-100，GCS：E1V1M4
- 左上下肢は払いのけなどの自動運動がみられるが，右上下肢の自動運動はなく，刺激でわずかに体幹に寄せるのみ

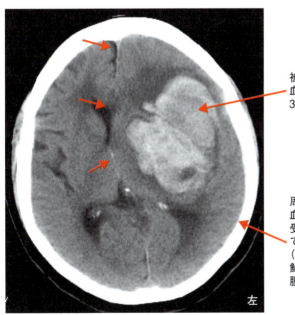

被殻出血
血腫は大きく，31 mL以上

周辺の構造も血腫の圧迫を受け，偏位している脳の溝（脳溝）が不鮮明で，脳浮腫がある

脳の左右を区切る大脳鎌が血腫に押され，右半球へ偏位（シフト）している．脳の中央辺り，脳幹がある部分も偏位しており，瞳孔不同の出現や意識レベルの低下もある可能性が高い（あってもおかしくはない状態）

アセスメント

CTで出血であることが診断された．血腫は大きく，正中偏位もみられ重篤な状態．発症6時間以内であり，血腫の増大や急変の可能性も高いのでモニタリングは頻回に行う．ABCDEの安定を確認し，まずは降圧を行うことが必要なので降圧の指示を確認し，薬剤効果を確認する．家族から既往歴，内服歴を聴取，手術になる可能性に備える．

障害部位は左半球であり，右上下肢の麻痺，血腫の大きさ，浮腫があることから失語もあると予測．意識レベルはすでに低下しているがさらなる悪化は瞳孔不同，呼吸形の変化，姿勢（除脳硬直，除皮質硬直）などから察することができる．外科的治療の開始，あるいは発症24時間経過まではバイタルサインおよび神経学的所見の頻回な観察が必要．

頭蓋内圧亢進のピークを過ぎ，血腫が吸収されれば意識レベルは改善してくる可能性がある．麻痺側の廃用等が発生しないよう急性期から支援する必要がある．

正中偏位
脳の正中が左右のどちらかに偏位していることを正中偏位（正中シフト）があると表現する．脳ヘルニアの始まりとなる重篤な状態

事例②

概要

- 70歳代男性
- 右小脳脳出血
- 前日からめまい，ふらつきが出現し，嘔吐もあり．自宅で様子をみていたが改善せず外来受診した
- 既往には高血圧がある
- 血圧は170/120 mmHg
- 意識レベルはJCS 0，GCS：E4V5M6
- 四肢麻痺なし，めまいと吐き気で歩行は困難

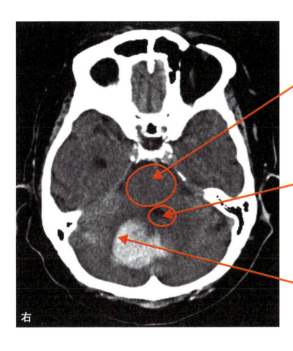

橋
血腫に圧迫されることはなく，構造偏位はなし

第四脳室
閉塞はないが，脳実質全体への影響をみるにはさらにCTスライスの上位の画像を確認する必要がある

小脳出血
正中の小脳虫部〜右側の小脳半球にかけての血腫

アセスメント

　発症からおそらく24時間経過しており，再出血のリスクは低くなっている．しかし，脳浮腫のピークはこれから訪れ，血圧も高値のため頭蓋内圧亢進，急性水頭症のリスクは高い．現在は意識レベルはクリアであり，水頭症はないため，脳浮腫が改善してくるまでは持続的モニタリング，頻回な意識レベルの確認が必要と考える．随伴症状としての失調によるめまいと吐き気があり，心理的にはストレスが大きいと考える．同じ質問，指示を繰り返すことになるため，簡潔に観察の趣旨を説明し，理解してもらうことは今後観察を継続させるために必要だろう．意識レベル悪化の場合は急性水頭症の可能性が高く，緊急手術になる可能性があるためすぐに医師へ報告できるようする．

4 くも膜下出血

a. 看護に必要なくも膜下出血の基礎知識

> **POINT**
> - 大血管の出血により重篤なことが多い
> - 治療期間と安静期間が長いため、どのように過ごすかが重要

くも膜下出血（SAH）の入院が必要な期間は、後発の水頭症を含めると他の脳血管障害疾患よりも比較的長期となります。

出血血管の部位、出血量によって重症度、後遺症が異なり、予後にも大きく影響を与えます。治療ステージに沿って看護を考えていきましょう（図4-1）。

> **SAH**
> subarachnoid hemorrhage：くも膜下出血

治療ステージⅠ

SAHは脳の大きな血管からの出血です。出血量が少なければ発症時の自覚症状は頭痛だけという例もあります。ただし、この頭痛は今までに体験したことのない強いもの、と患者さんは口をそろえていいます。運よく頭痛で受診し、SAHと診断され、治療開始となれば緊急救命治療を行うことはありませんが、出血量が多い場合は意識障害、呼吸抑制、最悪の場合は短時間で死に至ります。病院までは歩いてきても、再破裂等で急変、ということも少なくありません。文献によって値は変わりますが、SAHによる死亡率は10～

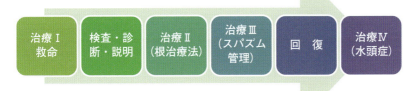

図4-1 くも膜下出血の治療ステージ

67％といわれています[13]．病院到着前に死亡するケースも多くあるのではないかともいわれています．

　重篤な状態で病院へ到着した症例には，診断よりもまず救命治療です．これは脳血管障害に限りません．緊急挿管を行うこともあるのですが，SAHが疑われる場合はできるなら鎮静をかけてからのほうがより救命率が高くなります．しかし，判断が難しいのも現実です．①突然の強い頭痛で発症，②一時的な意識消失を伴う（ことがある），③四肢麻痺はない（ことが多い），これらの条件に加え，動眼神経麻痺があればSAHを疑い，再破裂防止のために鎮静をまず行うことを考えるべきでしょう．ABC（気道，呼吸，循環）を安定させずにCTやMRIにいくことは危険です．診断よりもまずは救命が大切です．

治療ステージⅡ

　SAHの診断はCTで迅速かつ正確にできます．微量の出血の場合は画像所見として出ないこともあります．腰椎穿刺で判断する場合もあります．

　診断されれば治療方法の選択です．SAHの治療は脳梗塞，脳出血と異なり，再出血を予防する根治療法です．この根治療法が行えるかどうかは患者さんの予後に大きな影響を与えますが，根治療法ができないほどの重症例もあり，その場合は終末期となることを意味します．

　根治療法には開頭クリッピング術あるいは血管内治療によるコイリングがあります．どちらにも利点と欠点はあります．2002年RCT研究ISATではコイリングのほうが予後良好であったと優位性が報告され，国内でもコイリングを選択する施設が増えつつあるようです．その他のデータではクリッピングとコイリングでの治療方法の違いが予後を左右するという結果は得られていないとする報告もあり，再出血率はコイリングのほうが高いという報告もあります[15]．現在はまだ，治療の選択肢が増えたというにとどまっており，患者さん一人ひとりに合わせて治療法を選択することが大切です．SAHの診断がついても，重症度や発症時間で治療方針が大きく変わります．

　重症度と発症時間は今後の治療方針を決める重要な因子となり，

> **2002年RCT研究 ISAT**
> 破裂脳動脈瘤の再出血予防処置として，外科的もしくは血管内治療を行う．この両者を比較した欧米における大規模試験 international-al subarachnoid aneurysm trial（ISAT）では，治療後1年の無障害生存率は血管内治療群が優位に高かった[14]

表 4-1　Hunt and Hess 分類

Grade Ⅰ	無症状か，最小限の頭痛および軽度の項部硬直をみる
Grade Ⅱ	中等度から強度の頭痛，項部硬直をみるが，脳神経麻痺以外の神経学的障害はみられない
Grade Ⅲ	傾眠状態，錯乱状態，または軽度の巣症状を示すもの
Grade Ⅳ	昏睡状態で，中等度から重篤な片麻痺があり，早期除脳硬直および自律神経障害を伴うこともある
Grade Ⅴ	深昏睡状態で除脳硬直を示し，瀕死の様相を示すもの

(Hunt WE, Hess RM：Surgical risk as related to time of intervention in the repair of intracranial aneurysms. J Neurosurg 1968；28（1）：14-20 より引用)

表 4-2　Hunt and Kosnik 分類

Grade0	未破裂動脈瘤
Grade Ⅰ	無症状か，最小限の頭痛および軽度の項部硬直をみる
Grade Ⅰa	急性の髄膜あるいは脳症状をみないが，固定した神経学的失調のあるもの
Grade Ⅱ	中等度から強度の頭痛，項部硬直をみるが，脳神経麻痺以外の神経学的障害はみられない
Grade Ⅲ	傾眠状態，錯乱状態，または軽度の巣症状を示すもの
Grade Ⅳ	昏迷状態で中等度から重篤な片麻痺があり，早期除脳硬直および自律神経障害を伴うこともある
Grade Ⅴ	深昏睡状態で，除脳硬直を示し，瀕死の様相を示すもの

(Hunt WE, Kosnik EJ：Timing and perioperative care in intracranial aneurysm surgery. Clin Neurosurg 1974；21：79-89 より引用)

表 4-3　WFNS 分類

Grade	GCS スコア	主要な局所神経症状（失語あるいは片麻痺）
Ⅰ	15	なし
Ⅱ	14-13	なし
Ⅲ	14-13	あり
Ⅳ	12-7	有無は不問
Ⅴ	6-3	有無は不問

(Report of World Federation of Neurological Surgeons Committee on a Universal Subarachnoid Hemorrhage Grading Scale. J Neurosurg 1988；68（6）：985-986 より引用)

看護師もどの程度のリスクを背負って治療に臨んでいるのか，家族はそれをどのように思うのか，知っておかなければいけません．**表4-1〜3に国際的に使用されている重症度を示していますので，施設で使用されている分類を知っておきましょう**[16-18]．

●スパズム期

　SAH 発症後約 72 時間～2 週間の間はスパズム期（血管攣縮期）といわれ，脳血管が狭窄を起こし脳梗塞に至ることもある遅発性の症状の出現頻度が高くなります．血腫の量が多いほどスパズムは発生する可能性が高く，程度も強いとされています．このスパズムが発生してしまう発症 72 時間以降は外科的治療の適応にはなりません．外科的治療を行う場合はスパズムが解消されてから行うのが一般的です．血管内治療もできるだけ早く開始することが推奨されており，発症 15 日以内とされています[19]．

　病院に到着し，診断がつき，最重症例（手術不適応例）でなければ治療（手術）が始まります．短時間で診断，治療方針決定，説明，治療実施となります．治療開始を待つ間は再破裂予防として，鎮静，降圧，安静，鎮痛が必要です．少し過度に思えるくらいですが，待っている間も頭の中でジワジワ出血しており，いつ大きな出血がくるかわかりません．再破裂の有無が患者さんの生命予後に大きく影響します．さっきまで会話していた人が次の瞬間には意識がなくなっているかもしれない，と思うと観察する医療者側も緊張感が高まる時間です．SAH という疾患治療の中で最大限の注意深い対応が必要になる時間です．

●鎮静薬・鎮痛薬

　鎮静・鎮痛に使用する薬剤は施設によって異なると思われますが，効果のあるものであれば特に推奨されるものはありません．

●降　圧

　降圧に関して脳卒中治療ガイドラインには具体的数値の記載はありませんが，重症例での急速で過度な降圧は脳虚血を引き起こすために慎重にすべきとされています．血圧コントロールを実際に行うのは看護師ですから，血圧目標値の根拠とどれぐらいの時間をかけて降圧すべきか，医師の方針を知っておくことが大切です．「そんなことは聞けない」と思うかもしれませんが，重症度と患者さんの状態についての情報を共有して，自分の考えも聞いてもらうと思えば少しハードルが下がるでしょうか．例えば，急いで血圧を下げてほしいと指示を受けます．まずは Grade を「いくつくらいですか」とさりげなく聞きましょう．あとは患者さんの実際の血圧値と目標

値の差を考え，急激に降圧可能な値かどうか，実際にどのくらいの時間で降圧すればよいか聞いてみましょう．既往歴も考慮できるとより良いでしょう．200/120 mmHgだった場合，最初の降圧薬のボーラス投与は医師に一緒に見守ってもらうのが良いでしょう．大まかな意識レベル（「気分はどうですか？」などの質問で投与前と同等の会話ができるどうか），神経学的所見（四肢が動くかどうか），瞳孔所見の確認をして，3分後くらいに血圧測定し，効果をみましょう．バイタルサインと神経学的所見，頭痛や吐き気の有無などのSAHに関連した症状を報告しながら，医師とともに繊細なコントロールをすることが理想的です．しかし，医師が家族への説明などで立ち会えない場合は具体的にどのくらいの時間でどのくらいの値まで降圧するのか確認しましょう．目標値と時間を目安として教えてもらいましょう．「確認ですが，15分くらいかけても大丈夫ですか？」などと確認することはできると思います．降圧途中に患者さんの気分が悪くなったり，反応が悪くなったり（鎮静しているとわかりにくいですが），頭痛が増強しているようなら無理に降圧を続けず，まずは鎮痛・鎮静を十分してから血圧測定することも大事です．動くから，痛がるからといって降圧だけに集中していると，鎮痛・鎮静の効果がでてきたときに急激に血圧下降する例もあります．緊張だけで人の血圧は上がるものです．血圧が上がるさまざまな因子を観察して，効果的かつ安全な降圧治療を行いましょう．

治療ステージⅢ

スパズムとはSAHにより脳内に血腫ができ，その血腫から血管収縮物質が発生し，周辺の血管が攣縮を起こし，血管の狭窄が起こる可逆的狭窄といわれています．SAHにおけるスパズムは前述のように，血腫量の多さで発生率が高くなります．血腫量が少なければスパズムが発生しない症例もあります．関東労災病院（以下，当院）では，スパズムが発生するかしないかはわかりませんので血腫量が少なく，後遺症がなくても，2週間は入院となります．とはいっても，スパズムが発生する症例のほうが多く，期間限定ではありますが，この期間をどう過ごすかが患者さんの予後に大きな影響を与えます．

スパズムの診断は血管造影で確定します．非侵襲的検査ではドッ

プラー法である程度の予測が可能であり，MRI等の画像検査も用いられます．もちろん患者さんから得られる神経学的所見，バイタルサイン，意識レベルも重要な所見の一つです．安定しているように見えてもスパズム期の患者さんの観察は頻回に行われるべきなのです．さらに採血データ（ヘマトクリット値，血清脳ナトリウム利尿ペプチド（BNP）値，電解質等）も脳内の循環動態を把握するための有用な情報です．

スパズムの予防と対応方法

　スパズムの予防，対応方法としては周術期から行われます．原因は血腫なので，できるだけ取り除くよう手術中の血腫除去，洗浄，さらにt-PAなど血栓溶解剤を脳槽内に投与することも行われます．脳槽，脳室内にドレーン管を留置し，術後ドレナージや灌流を行うのも予防やスパズムが発生しても最小限に抑えるための対策です．ドレナージは頭蓋内圧のコントロールにも用いられます．外科的手術の場合は開頭するので血腫の多い部位をある程度選択してドレーンを留置することが可能ですが，血管内治療の場合はできません．必要な場合はスパイナルドレナージになります．

　ドレーン管理は感染予防，抜去予防，閉塞予防，過剰排液予防が大切です．ドレーン法の目的は血腫の排出を促し，スパズム予防にあります．その特性から感染などのトラブルが多いこともあり，期間はそれほど長期化しないことが多いと思います（そうでない例ももちろんありますが）．短期間のこと，と思いしっかり管理しましょう．

　予防してもスパズムが発生してしまった場合，外科的手術後24時間以降（SAH発症72時間以降）はスパズム改善療法として3H療法（図4-1）は効果があるとされており[20]，スパズム期管理の基本となっています．循環血液量増加（hypervolemia），血液希釈（hemodilution），人為的高血圧（hypertension）の3つの頭文字Hをとってtriple H療法（3H療法）といわれています．この療法はあくまで改善方法であり，予防的に行われるものではありません．この他にも循環血液量の正常化，心機能増強を狙ったhyperdynamic療法も推奨されています．ここでは，3H療法について説明します．

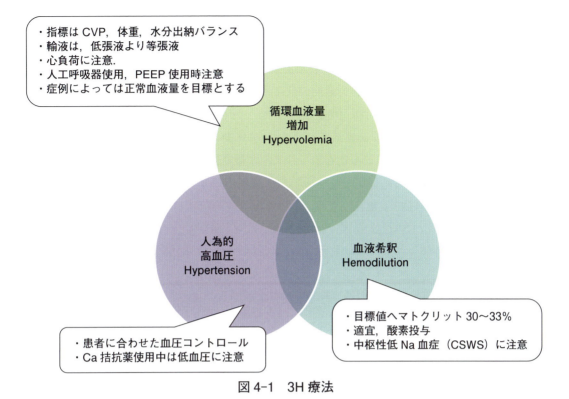

図 4-1　3H 療法

●循環血液量増加（hypervolemia）

　AHA のガイドラインでは，循環血液量の評価指標には中心静脈圧（CVP），体重，水分出納バランスが適しているとしています．輸液の種類では，低張液の大量投与は避け，等張液を用いることを推奨し，症例によっては正常血液量を目標としてもよい，としています[21]．大量輸液に耐えられない心機能低下，腎障害症例の場合や，すべての機能が低下している高齢者では大量輸液を行うことで脳疾患以外の合併症が発生し，予後不良や回復遅延の原因となります．これらを判断するために CV カテーテル挿入され，毎日，ときには 4 時間ごとに尿量のチェックや体重測定などの指示が出ます．しかし，CVP 測定のためだけに CV カテーテル留置をいたずらに長期化することは感染の原因となり，患者さんの ADL，QOL を下げます．他にも血液量を測定する方法はありますから，個別の対応が望ましいです．SAH 後のスパズム管理に安静が効果的だったという報告はありません．可能な範囲で ADL 拡大に向けた支援は必須と考えます．

AHA
American Heart Association：米国心臓協会

●血液希釈（hemodilution）

　脳梗塞治療の血液希釈療法の目標値ヘマトクリット30～33％に準じてコントロールすることが血液希釈の目安といわれています．正常値よりやや低めとなり，酸素運搬能の低下がリスクともいわれますのでSPO_2値にかかわらず，酸素投与を行う例もあります．BNP値は心房の負荷により分泌促進されます．SAH発症時の血中カテコラミン高値が影響していると考えられますが機序は明らかになっていません．BNP高値によりNa利尿，糸球体ろ過率の上昇作用が高まり，多尿，低Na血症，循環血液量の低下が起こり，スパズムが悪化します．SAHが原因で起こるこの低Na血症は中枢性低Na血症（CSWS）とよばれ，近年SAH急性期の低Na血症の新たな機序といわれています．このCSWSの程度や治療効果をみるためにBNP値は重要です．同時に電解質（Na, K, Cl, Mgなど）やCRP，血糖値等のデータも考慮し，全身管理を行います[22]．

CSWS
cerebral salt wasting syndrome：中枢性低Na血症

●人為的高血圧（hypertension）

　脳卒中治療ガイドラインではスパズム期の血圧の目標値を明記していません．患者さんの神経学的所見や普段の血圧値に合わせてコントロールし，文献で異なりますが拡張期圧100～140 mmHg以上とすることが多いようです．近年，AHA/ASAのガイドラインでは全症例にニモジピン（我が国では未発売）を内服させることを推奨しています[21]．ニモジピンはCa拮抗薬，降圧薬です．我が国ではニカルジピンの投与が行われる例がありますが，血圧がもちろん下がりますのでスパズム悪化にもなりかねないため慎重投与が必要です．米国のガイドラインにはニモジピンは予後を改善させるがスパズム予防ではないと注釈をつけています．大規模なRCTの結果とは思いますが，解釈が難しい治療法です．

RCT
randomized controlled trial：無作為化比較対照試験
予防や治療の効果を評価するための介入研究で，無作為に対象者を介入群と対照群に割り付け，両群のその後の罹患率や死亡率を比較するもの

●スパズム治療中に血管狭窄が発生した場合

　スパズム治療中に高度の血管狭窄が発生した場合の治療法として血管内治療があります．これには，カテーテルによる血管狭窄部へ血管拡張作用薬の動脈注射（動注），バルーンによる機械的血管拡張などがあります．動注は効果が短期間であり，バルーン拡張は動脈損傷などのリスクがあります．その他にも脳梗塞の治療を応用したものなどさまざまな治療法とその効果が報告されています．

●SAH治療と患者・家族

　脳虚血状態に陥らず，可逆的状態を不可逆的状態にしないことが目的ですが，その方法は複数あり，リスクを伴うものが多くすべての症例に適応があるとはいい難く，個別の対応が必要となります．

　ここにSAHの治療の難しさがあります．患者・家族は発症直後にこれから始まる長い治療期間のリスクについて説明されます．患者さんの症状やバイタルサインに一喜一憂され，面会にくるまで不安な日々を過ごす方々も多いのではないでしょうか．こういった重症患者さんを受けもつ看護師も同じく緊張やストレスを抱えながらの仕事になりますが，患者・家族はそれ以上であり，何を言ってもしばらくは安心することはないのかもしれません．しかし，家族は患者さんの無事を自分の目で見て，感じるために面会に来ます．家族の求める情報や知識はそれぞれ異なりますが，できるだけそのニーズに応える努力が必要です．

　ここで述べた3H療法は血圧を高めに保つため外科的手術直後は始めず，術後出血を抑えるべく血圧は低値安定でコントロールします．術後24時間以降は出血リスクが低下しますので，それ以降またはSAH発症72時間以降，スパズム改善のために行います．また，血管内治療におけるスパズム発生率は低いとされていますが，まったく発生しないわけではありませんので発症72時間以上は経過をみる必要があります．スパズム発生時に行う治療は外科的治療後も内科的治療後も同様です．

b. くも膜下出血の部位別観察ポイント

> **POINT**
> - 意識レベルが回復していなくても症状出現を予測し，ケアに活かす
> - 症状と障害部位はセットで学習しよう

　くも膜は厳密にいえば脳内ではありません．くも膜の下にある軟膜という膜の下が脳内です．くも膜下出血では，基本的には脳内にある機能の運動，感覚，協調運動，高次脳機能に障害は起こりません．しかし，その血腫の量によっては脳を直接圧迫し，その部分の機能障害が起こります．この場合は脳表面にある高次脳機能の障害が多くみられます．さらに重症例では脳内にも血腫が及び，脳出血と同様の症状が出ることもあります．

　以下に代表的な脳動脈瘤破裂部位の症状をまとめました（表4-4，図4-2）．

表4-4　おもな脳動脈瘤破裂部位と症状

A-Com（前交通動脈）	おもに前頭葉における高次脳機能障害が生じることがある．運動麻痺が発生することは少ないが，スパズムがあれば下肢麻痺発生の可能性もある
MCA（中大脳動脈）	脳の中でも大きな血管であり，脳内血腫を生じる可能性も高く，灌流域には錐体路を含むため運動麻痺が発生することも多い．優位半球なら失語もみられる
IC-PC（内頸動脈-後交通動脈分岐部）	脳幹の左右側方を走行し，動眼神経に近いため動眼神経麻痺が出ることが多い

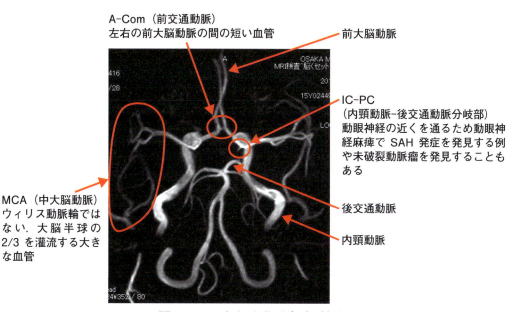

図 4-2 おもな脳動脈瘤破裂部位

c. ドレナージ管理

　脳内の脳室，脳槽に先端を留置し，体外に排出する装置である脳室/脳槽ドレナージについて説明します．

　SAHにおけるドレナージ管理は治療上重要です．脳内に残った血液を体外へ排出することでスパズムを予防または軽減することが目的です．

　スパズムの有無・程度は予後に大きく影響します．長期間留置する場合も多く，その分トラブルも多いのがドレナージです．ドレーンのシステムを知って，観察・ケアに役立てましょう．

　まず，ドレーン管の先端がある脳室，脳槽の部位について説明します．

脳室

　側脳室は左右に1つずつあり，モンロー孔で1つになり，第三脳室になります（図4-3）．

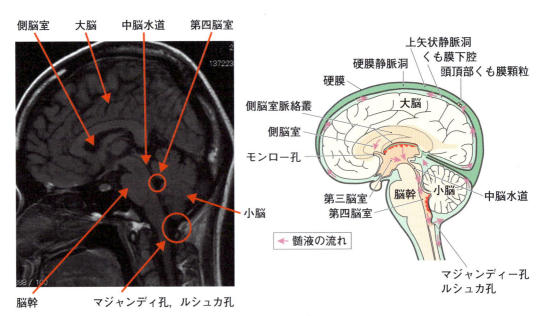

図4-3　脳内

脳脊髄液

脳室内で産生された脳脊髄液は側脳室→第三脳室→中脳水道→第四脳室→マジャンディ孔・ルシュカ孔→くも膜下腔の順に流れていき，くも膜下腔のくも膜顆粒という部分を通じて，上矢状静脈洞に吸収されます．

脳内の脳脊髄液は約 150 mL で満タンになり，脳室内での 1 日の産生量は約 500 mL，少しずつ吸収，産生を行い 1 日に約 3 回入れ替わる計算になります．色は無色，透明，主成分は糖（血液中の約 2/3），蛋白です．

脳室ドレーンの留置

脳室ドレーンの先端はおもに側脳室や前角周辺に留置します．脳脊髄液の流れからいくと次は第三脳室ですので，その通路であるモンロー孔と同じくらいの高さに体外排液の出口を合わせることで，脳室内全体のバランスが崩れないようにします．

側脳室から脳脊髄液を出しすぎると，第三脳室以下で脳脊髄液が減少し，脳圧が低くなり，最悪の場合は脳実質がその位置を保てず，下垂して硬膜からはがれ，出血する可能性があります．オーバードレナージ（排出過多）は患者さんへの影響が大きく，危険です．

脳　槽

脳槽は頭蓋内で比較的大きな隙間のことです（図 4-4）．もちろんここも脳脊髄液で満たされています．名称は文献によって異なりますが，近接している部位の名前（四丘体槽，橋槽など）が多いようです．

脳室は脳内にあり，脳槽はくも膜と脳の間，くも膜下腔ですので，SAH では脳槽にも血腫が貯留します．これを積極的に排出するため，ドレナージをします．

灌流も行われることがあります．産生部位である脳室から線維素溶解酵素製剤を投与し，くも膜下腔である脳槽から排出させます．脳室内の容量は決まっているので IN/OUT の計算が大事です．

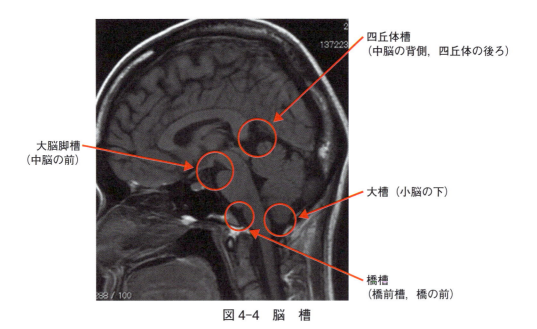

図4-4 脳 槽

脳室/脳槽ドレナージ

　脳室/脳槽ドレナージではサイフォンの原理を応用しています．サイフォンの原理とは，2つの分離した入れ物の中を真空状態にした管でつなぐと液体がその水面よりも高い位置を通過して移動する現象です（図4-5）．脳室/脳槽ドレナージは，閉鎖式と開放式の機能を合わせもった装置です．閉鎖空間と開放空間をつなぐことで，逆流のリスクを減らし，患者さんを上下させることなく，チューブの位置を上下させることで必要な高低差を再現しています（図4-6）．回路側の開放空間を維持できないと単純にサイフォンの原理がはたらき設定圧にかかわらず排液されます．髄液が過剰排出さ

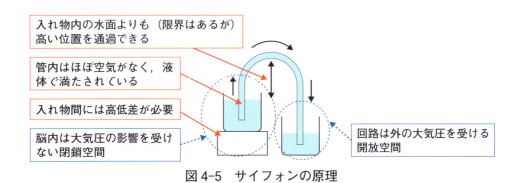

図4-5 サイフォンの原理

れると低髄圧や出血を引き起こします．この髄液の過剰排出をオーバードレナージとよびます．

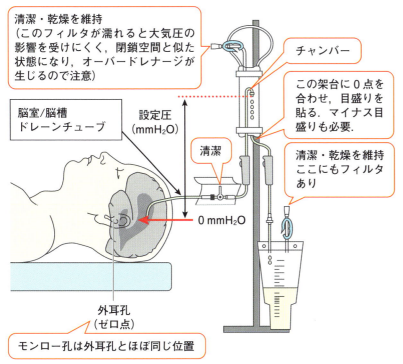

図4-6　ドレナージ回路

表4-5　脳室/脳槽ドレナージ観察ポイント

感染予防	・ドレーン挿入部（頭部）の観察，保護 ・ドレーンチューブ，パックの各接続部，フィルタは清潔に保つ ・患者搬送時は必ずすべてのクレンメをクランプし逆流予防
閉塞予防	・クランプしたら，必ず開放．2人以上で確認！ ・回路の三方活栓の向きに注意 ・特に灌流中の脳槽ドレーン閉塞は頭蓋内圧亢進のリスク大 ・定期的にドレーンの拍動（または排液）を確認（ICPセンサーを使用しない場合） （チャンバーの位置を目盛りに合わせて上下させ，液面があまり動かず，心拍に合わせて細かく上下する位置が頭蓋内圧．このときに見られる液面の動きを拍動といい，閉塞がないことの証明となる）
抜去予防	・SAH後の患者さんの認知機能，意識レベル，運動能力を考える ・ドレーンにマーキングして挿入長を確認 ・1ループ作って，抜けにくい固定
排液過剰 （オーバードレナージ） 予防	・患者さんの意図的な怒責，咳嗽（吸引）時はクランプ ・定期的な排液，頭蓋内圧，ドレーン回路のフィルタ，クレンメチェック ・ドレーンと神経学的所見はセットで観察 ・ドレーンのクレンメクランプは患者の近くから，開放は患者の遠くから

d. 事例でくも膜下出血の看護を考えよう

事例①

概要

- 40歳代女性
- SAH，既往歴は特になし
- 突然の強い頭痛を訴え，しゃがみ込んだ．しばらく休んで様子を見ていたところ，いびきをかき始めたことに気がついた家族が声をかけたが反応がなくなっていた．目を覚まさないため救急車を要請し，病院に到着
- 血圧は160/80mmHg
- 意識レベルはJCSⅢ-200，GCS：E1V1M3
- 四肢の自動運動はなし．痛み刺激で顔をしかめる．瞳孔不同はなく，対光反射は緩慢
- 自発呼吸はあるが不規則で，SPO_2低下あり

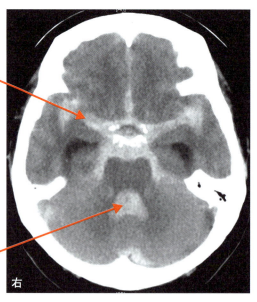

血腫は星形に広がり，脳の右側の血腫が多い．MCA（中大脳動脈）あるいはBA TOP（脳底動脈先端）の大きな血管からの出血と思われる．脳内に血腫はないが頭蓋内圧は亢進している

第四脳室に血腫があり，このままでは急性水頭症により頭蓋内圧亢進，脳ヘルニアによる呼吸停止の危険がある

WFNS分類ではGCS 3点にてGrade Ⅴ．脳全体の脳溝が不明瞭であり，浮腫がみられる．脳室も圧迫され小さくなっており，頭蓋内圧亢進がわかる．脳全体に血腫が広がっており，シフトはない

▶ **アセスメント**

　CT所見，WFNS分類より，SAH最重症と考える．生命の危機状態であり，まずは救命処置を行うことが必要．呼吸停止のリスクが高く，すでに呼吸パターンに変調をきたしており挿管，人工呼吸装着となる可能性が高い．血圧はやや高値であり，頭蓋内圧が亢進していることから頭痛も強いと思われる．まずは鎮痛・鎮静の指示を確認し，実施，効果測定を行い，その後の血圧値から降圧の目標値を確認する．発症後間もなく，再破裂の可能性が高いため，頻回なモニタリング，観察を行う．患者は重症ではあるが，年齢も若く，既往歴もないことから手術適応についてはこれから家族と検討する．家族が落ち着いて医師と話をできる環境を整え，正しく現状と医師の言葉を理解できているか確認をしていく必要がある．

引用文献

1) 日本救急医学会，日本神経救急学会監：ISLSコースガイドブック─脳卒中初期診療のために．へるす出版，pp19-22，2006
2) 日本脳卒中学会脳卒中医療向上・社会保険委員会 rt-PA（アルテプラーゼ）静注療法指針改訂部会：rt-PA（アルテプラーゼ）静注療法適正治療指針，第2版．日本脳卒中学会，p4，2012
3) 日本脳卒中学会脳卒中ガイドライン委員会，小川彰，出江紳一，他編：脳卒中診療ガイドライン2015．協和企画，p6，2015
4) 出江紳一，石田暉：急性期のリハビリテーション─離床までの評価と訓練．日本医師会雑誌 125（12）：S272-284，2001
5) 土肥豊：リハビリテーション医のための循環器入門1─うっ血性心不全．総合リハ 7（1）：53-58，1979
6) 小林祥泰編：脳卒中データバンク2015．中山書店，pp52-53，2015
7) 前掲書3) p155
8) 前掲書3) p143
9) 前掲書3) p151
10) 日本高血圧学会高血圧治療ガイドライン作成委員会編：高血圧治療ガイドライン2014．ライフサイエンス出版，p59，2014
11) 前掲書6) p133
12) 篠原幸人，小川章，鈴木則宏，他編：脳卒中診療ガイドライン2009．協和企画，p155，2009
13) 前掲書3) p182
14) 前掲書3) p191
15) 前掲書6) pp191-192
16) Hunt WE, Hess RM：Surgical risk as related to time of intervention in the repair of intracranial aneurysms. J Neurosurg 1968；28（1）：14-20

17) Hunt WE, Kosnik EJ：Timing and perioperative care in intracranial aneurysm surgery. Clin Neurosurg 1974；21：79-89
18) Report of World Federation of Neurological Surgeons Committee on a Universal Subarachnoid Hemorrhage Grading Scale. J Neurosurg 1988；68（6）：985-986
19) 前掲書3）p198
20) 前掲書3）p205
21) AHA 米国心臓協会，ASA 米国脳卒中協会編：脳動脈瘤によるくも膜下出血の管理に関するガイドライン 2012，p35
22) 中川一郎，黒川紳一郎，高山勝年，他：くも膜下出血急性期における中枢性低ナトリウム血症の早期診断―尿中ナトリウム排泄量の測定の有用性．BRAIN and NERVE ―神経研究の進歩 61（12）：1419-1423，2009

参考文献
1) 日本脳卒中学会脳卒中ガイドライン委員会，小川彰，出江紳一，他編：脳卒中診療ガイドライン 2015．協和企画，2015
2) 小林祥泰編：脳卒中データバンク 2015．中山書店，2015
3) 原寛美監：脳卒中リハビリテーションポケットマニュアル．医歯薬出版，2007

Part 3
回復支援と患者・家族ケア

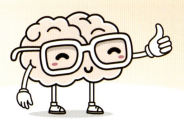

1 回復支援のために何をみる？

> **POINT**
> - リスク管理は必ず行う
> - 人間は立位の動物．回復は頭部を挙上することから始まる
> - 背面開放座位の効果と正しい姿勢を覚えよう

障害を持った患者さんの回復を支援するためには何をしたらよいでしょうか？　ここでは回復支援の技術である背面開放座位とROM訓練について紹介します．

背面開放座位

背面開放座位とは，車椅子やベッドアップと異なり，背もたれがない状態で，足底を地面に接地して取る座位姿勢のことです（図1-1）．器具を使用しても，サイドで人が支えていても背面が開放

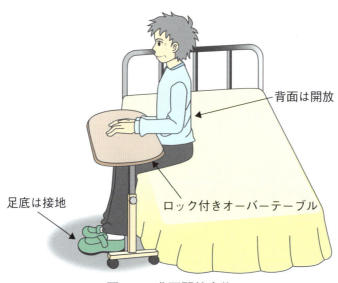

図1-1　背面開放座位

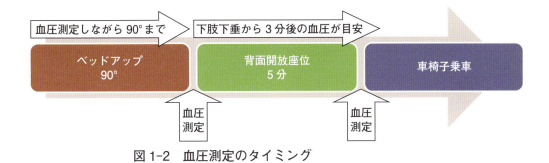

図1-2 血圧測定のタイミング

されていれば背面開放座位です.

　背面開放座位は体の大きな筋力群に立位をとらなくても負荷をかけることができ，背もたれのある座位よりも脳の活動が活発になることが報告されています[1]．この脳の活発化は5分ほどで終息してしまうので，ただ座位を取るだけではなく，その次の行動に目標を設定することが必要ですが，それが難しい状態であればまずは，座位姿勢の獲得を目標にしましょう．逆に5分間の実施から始めればいい，と考えると重症者や長期臥床者への最初の回復ケアとしては適していると考えられます．座位姿勢は，股関節，膝関節，足関節を自然と屈曲運動させることができ，体重を正中に保つためのバランス反射は脳を活性させます．座位獲得だけでなく，廃用予防にも効果的と考えます．

　脳梗塞の項で述べたように長期間の臥床生活をしてきた患者さんや急性期脳卒中患者さんであれば起立性低血圧が発生しないかどうか，慎重に行うことが重要です．必ず血圧測定を行いながら安全にケアを行ってください（図1-2）．

　座ることができればいろいろなことができます．歯磨き，食事，読書，更衣など，少しずつ自分でできることを増やし，障害をもちながら新しい生活をつくり出す手伝いをすることが回復支援の根本といえるでしょう．

ROM 訓練

　ROM（関節可動域）訓練は患者さんの体動を最低限で行える回復支援技術であり，座位の許可が出ていなくても実施可能です．ほとんどの病院で必ずといっていいほど見かける関節拘縮を予防・改

ROM
range of motion：関節可動域

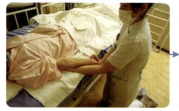
仰臥位で開始

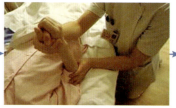
①手を握り,肘を支える

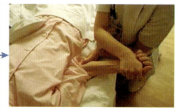
②肘を患者の体から離さない

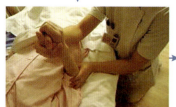
③①の位置に戻す

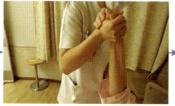
④肩に手を添えて,伸展挙上

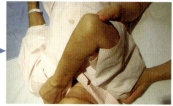
⑤肘関節は顔の前

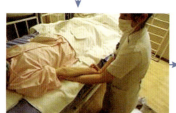
⑥上肢をベッドの上に置く

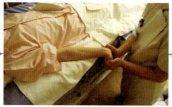
⑦手関節を背屈

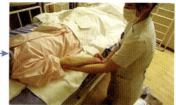
⑧上肢内側の筋肉を伸展

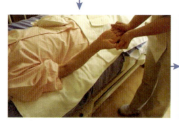
⑨指関節も背屈

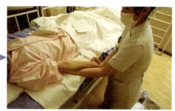
⑩上肢全体を軽く背屈させる

図1-3　上肢の10カウント運動

善する技術です．関節拘縮は難しいと思っている人がいるかもしれませんが，褥瘡と同じように考えて，当たり前のケアになることを目指しましょう．

図1-3はROM訓練を覚えやすくするため，10カウント運動としてまとめたものです．ゆっくりやって上下肢1セットで10分ほどです．何をどれだけやれば関節拘縮が予防・改善できるというEBMはありませんので，患者さん一人ひとりの実際の関節可動域を測定して，評価・修正していくことが大切です．

●上肢の10カウント運動

患者さんはベッドの真ん中で仰臥位になっています．モニターをつけたままでも実施可能です．

すでに関節拘縮が発生している場合は無理せず，少しずつ可動域を拡大していきましょう．実施前の入浴や手足浴は関節と筋肉を温め，動きをスムーズにしてくれるので効果的です．肘の下にタオルを畳んで敷いておくと伸展運動がより効果的です．

①肘関節の屈曲

肘関節が正しい方向に屈曲するよう関節に手を添えます．

②肩関節の外旋

肘が体から離れて外旋すると肩関節を痛めます．絶対に肘を患者さんの体から離さず，ゆっくりと行います．腕相撲をするように手を握って，外に倒します．

③リラックス

①の位置に戻し，患者さんの様子を見つつ，一息つきます．手は握ったままです．

④肩関節の前方挙上（上肢の伸展挙上）

肘関節に添えていた手を肩関節に移動し，手をゆっくり持ち上げます．急激に伸展挙上すると迷走神経反射を起こすこともありますので，ゆっくりやりましょう．

⑤肩関節の屈曲・内転，肩甲骨の外転

肩関節に手を添えたまま，握った手を顔のほうへ持っていき，静かに降ろして肘を顔の前で屈曲させます．肘が屈曲したら握っていた手は肘をつかんで上肢が水平を保つように援助します．

⑥リラックス

肩に添えていた手を肘までもっていき，両手で上肢を支えながら

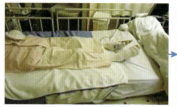
仰臥位で開始

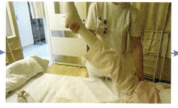
①股関節に手を添えて，伸展挙上

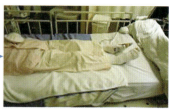
②元の姿勢に戻す

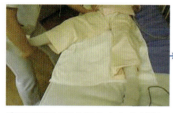
③股関節に手を添えたまま外転

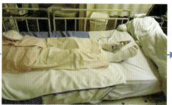
④元の姿勢に戻す

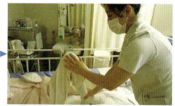
⑤膝を立てる

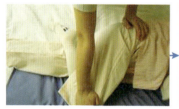
⑥体の内側へ倒す

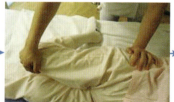
⑦側臥位で膝を曲げたまま

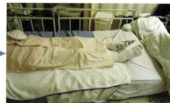
⑧元の姿勢に戻す

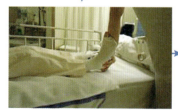
⑨踵を握り，足関節を腕で顔のほうへ倒す

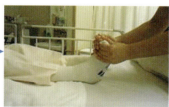
⑩足趾も背屈

図1-4　下肢の10カウント運動

伸展させ，ベッドに上に置きます．
⑦手関節の背屈
上肢は伸展したまま，手のひらを広げて，手関節を背屈させます．上肢内側の筋肉も伸展しますので，ゆっくり行います．
⑧長母指屈筋の伸展
母指から尺骨の内側までの屈筋を伸展させます．筋肉は上肢を斜めに横断していますので，手のひらを両手で広げ，軽く母指を外側に向けて伸ばします．
⑨指関節の伸展・背屈
手全体を広げ，指全体を軽く背屈させます．上肢は伸展のままでは⑧の筋肉に負担がかかったままになるので，少し肘を屈曲させて行います．
⑩上肢全体の背屈
肘下に手を添えて，軽く上肢全体を背屈させて終了です．痛み，腫れなどの異常の有無を確認しましょう．

●下肢の10カウント運動

上肢同様，仰臥位からスタートです（図1-4）．
①股関節の屈曲（膝伸展挙上），ハムストリングの伸展
ハムストリングは大腿後面の筋肉の総称です．寝たままではあまり動くことのない筋群です．股関節が正しく屈曲できるよう，股関節に手を添え，踵を持って垂直に下肢を持ち上げます．正常可動域は90°ですが，無理はせずに動く位置まで持ち上げます．
②リラックス
元の姿勢に戻します．このとき，患者さんの観察も忘れずに行いましょう．
③股関節の外転
脱臼予防のために股関節に手を添えて行います．膝やつま先が天井を向いたまま行います．正常範囲は40°です．
④リラックス
元の姿勢に戻します．
⑤股関節・膝関節の屈曲
膝と足関節を支えて，屈曲位を正中に保ちます．
⑥大腿筋膜張筋の伸展
大腿筋膜張筋は大腿の外側，股関節から膝にかけて存在する筋肉

です．起立時に重要な役割を果たします．⑤の姿勢から膝と股関節を対側へ押して側臥位にしますが，上体は横を向かなくても構いません．痛みがなければ，体幹にひねりを加えると腸蠕動亢進などに効果的です．股関節は動かないように固定し，膝を少しベッドのほうへ押すだけで伸展できます．

⑦大腿筋膜張筋の伸展

⑥と同様の筋肉の運動です．異なる角度から行います．斜め下に押していた膝を体の上に戻し，踵を大腿後面につけることができれば効果的です．痛みがあれば，できる範囲で行います．

⑧リラックス

仰臥位になります．

⑨足関節の背屈（下腿三頭筋の伸展）

足関節を底背屈することで動く筋肉が下腿三頭筋です．踵を手のひら全体で握り，そのまま上肢を体のほうに傾けます．

⑩足趾関節の背屈

足趾全体をゆっくり背屈させます．特に母趾関節の筋肉は足底を斜めに横断していますので，足底全体を広げるようにストレッチしましょう．

2 急性期疾患と家族ケア

> **POINT**
> - 家族の役割を最大限に引き出すことが家族ケア
> - 患者さんは家族の中の一人
> - 患者さんを理解するとき家族にも目を向けることが必要

　今までにも家族への対応については述べてきましたが，ここでは「家族」という集団について考えながら，もう少し家族ケアについて説明します．

家族とは

　家族とは社会における最小単位の集合体です（図2-1）．家族が

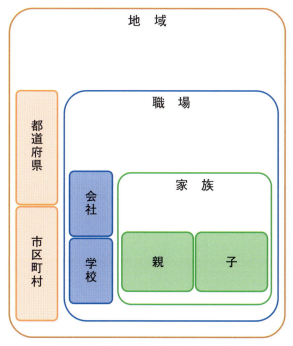

図2-1　社会における家族の位置づけ

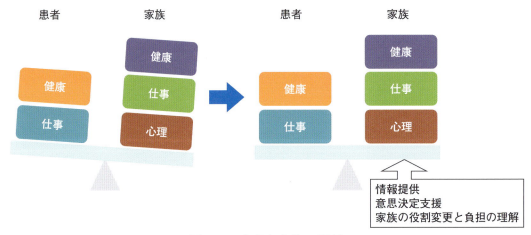

図 2-2　患者と家族の関係

集まり，村や町ができ，家族を構成する一人ひとりが学校，職場などでさらなる集団を形成します．大きくは都民や県民という集団になり，日本国民と世界の中ではよばれます．

　家族は時代によって構成員の人数，役割が変化してきましたが，家族がもつ内面的な機能は同じではないでしょうか．心身ともに支え合って生活をし，誰か一人でもいなくなれば生活（心身）が変化するというシステムが存在するように思います．家族同士が自覚する，しないにかかわらず，何らかの影響を受け，与え合うという集団ではないでしょうか．

家族ケアとは

　その家族の一人が急に健康を害し，家庭に帰ってこられないほどの疾患で入院してしまう．このことによる影響が家族の何を変化させるのでしょうか．家族はお互いに影響を与え合うものです．家族の変化が患者にどのような影響を及ぼすのか．これが看護師の最も関心を寄せるべき情報です．

　急性期疾患の患者を抱えた家族は，患者にとって重要な役割を担います．しかし，看護の対象ではないのです．ではなぜ，家族ケアなのか．家族は相互関係にあり，同じ天秤に乗っている1つの集団（図 2-2）です．患者に悪い影響を与えるような変化を家族にさせないように事前に看護が介入することが家族ケアと考えます．

例えば，仕事や家事を手伝うことはできませんが，患者さんの情報を正しく理解してもらうこと，苦しい状況を察すること，労うこと，健康を気遣うこと，客観的な意見を伝えること，社会福祉やフォーマルサービスの情報を提供すること，役割を明確にすることなど，倫理的配慮をしながら家族から情得を得たり，情報を提供することで本来の家族の役割を遂行してもらうように支援することが家族ケアでしょう．看護師が普段行っている，「大変ですね．眠れていますか？」という声かけは大切な家族対応ですが，家族ケアをしているという目的意識をもってコミュニケーションを行うことが家族を支えることになると思います．目的をもって行うこととみんながやっているから，かわいそうだから行うことの違いは大きいのではないでしょうか．

3 回復支援の観察とケア

> **POINT**
> - 回復期の支援は「ADL再獲得」と「再発予防指導」の2本柱
> - 生活習慣の見直しが再発予防につながる
> - 疾患受容と回復への希望を両立させて新しい人生を

　脳血管障害の回復期における支援は「ADL再獲得」と「再発予防指導」の2本柱です．これらは急性期から取り組む必要がありますが，専門病棟以外への入院，入院期間短縮，煩雑な業務，不安定な病態という環境の中では補助的なケアにとどまるのが現状ではないでしょうか．本格的に回復支援を行えるのは回復期であり，それが回復期病院の役割であると思います．

安静臥床がもたらす合併症

　急性期，回復期を問わず，起こるのが廃用症候群（**図3-1**）です．急性期での過度な安静や不適切なADL介助，指導が原因で回復期において不可逆的な状態になることがあります．回復期においても不適切なADLを急性期からそのまま継続して続けているケースがときどきみられます．医療者が図らずも廃用症候群をつくってしまうことがあるのです．同時に予防・改善できるのも医療者です．決して自分はつくる側にならないという意識を強くもつことが大切です．

①廃用症候群

　代表的な廃用症候群は関節拘縮，筋萎縮，褥瘡です．部分的廃用もありますが，全身的な活動低下がおもな原因です．座位ができても何もせず，座っているだけなら活動は低下していきますから，やはり何らかの活動をすることが積極的解決方法になります．
　関節は骨と骨が結合している部分です．周囲の筋肉が伸展・収縮

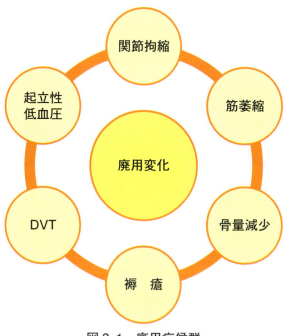

図3-1　廃用症候群

し，骨を動かします．そのとき，関節を結合させている組織に弾力性・柔軟性があるため，関節はスムーズに動かすことができます．この関節周辺の構造物である筋肉，関節結合組織は動かさないと機能を失い，関節運動が不可能になります．これが関節拘縮です．

　関節拘縮には先天性と後天性がありますが，ここで対象にしているのは後天性の関節拘縮です．Hoffa の分類では，①皮膚性，②結合組織性，③筋性，④神経性，⑤関節性と5つに分けられています．脳血管障害の麻痺による関節拘縮は皮膚性以外の複合型と考えることができます．動物実験では，2週間の不動で筋線維が収縮し，コラーゲン減少が起こって関節可動域に影響を与えたという報告[2]があります．ですから，筋萎縮と関節拘縮は密接な関係にあるといえるでしょう．筋肉には血液が送られ，活動（筋収縮）することでエネルギーを消費します．その循環が阻害されると筋肉本来の機能を失ってしまうのです．

　運動麻痺が発生したら遅くとも2週間以内には ROM 訓練や筋肉への負荷がかかる活動をする必要があります．また，骨は刺激（荷重負荷）が与えられないと骨形成と骨吸収のバランスが崩れ，約2週間で骨密度減少をきたすという報告があります．

②褥瘡

褥瘡は日本褥瘡学会により「身体に加わった外力は骨と皮膚表層間の軟部組織の血流を低下，あるいは停止させる．この状況が一定時間持続されると組織は不可逆的な阻血障害に陥り，褥瘡となる」と定義されています．軟部組織の血流は 32 mmHg であり，それ以上の外力が一定時間持続することが原因とされています．脳血管障害の患者さんでは，自分の体重を知覚低下や運動麻痺により適切に移動できないことが原因となります．褥瘡予防のケアはすでに常識となっており，最近見かけることは少なくなりましたが，これも不動の産物なのです．

③深部静脈血栓症（DVT）

DVT とは静脈の表在，深部，交通枝の中の深部静脈に血栓が生じた状態を指します．運動麻痺，意識障害による不動以外にも発生は報告されており，2006 年の統計では年間 7864 件発生しており，近年増加傾向にあるようです．好発部位は下肢深部静脈で，下肢静脈の還流が不動や筋萎縮により停滞することで発生します．Virchow が提唱する血栓形成の 3 大因子は，①血流停滞，②血管壁の障害，③血液凝固能の亢進であり，脳血管障害領域においては 3 つとも当てはまる高リスク症例が多いのです．

ガイドラインでは脳外科領域のリスクを**表 3-1** のように分類しています[3]．悪性疾患（脳腫瘍）は血液凝固能の亢進因子となっており，より高リスクとして対応するよう推奨されています．また内科領域での危険リスクにも下肢麻痺，高齢，長期臥床があり，脳血

> **DVT**
> deep vein thrombosis：深部静脈血栓症

表 3-1　脳外科領域のリスク

リスクレベル	脳神経外科手術	予防方法
低リスク	開頭術以外の脳神経外科手術	早期離床および積極的運動
中リスク	脳腫瘍以外の開頭術	弾性ストッキングあるいは間欠的空気圧迫法
高リスク	脳腫瘍の開頭術	間欠的空気圧迫法あるいは低用量未分画ヘパリン
最高リスク	（DVT の既往がある，または血栓素因のある）脳腫瘍の開頭術	低用量未分画ヘパリンと間欠的空気圧迫法の併用あるいは低用量未分画ヘパリンと弾性ストッキングの併用

〔肺血栓塞栓症/深部静脈血栓症（静脈血栓塞栓症）予防ガイドライン作成委員会：肺血栓塞栓症/深部静脈血栓症（静脈血栓塞栓症）予防ガイドラインダイジェスト版，第 2 版．メディカルフロントインターナショナルリミテッド，https://www.medicalfront.biz/html/06_books/01_guideline2/13_page.html（2017 年 9 月 14 日閲覧）より引用〕

表 3-2　内科領域における危険因子の強度

	基本リスク	急性リスク
弱い	肥満，喫煙歴，下肢静脈瘤，脱水，ホルモン補充療法，経口避妊薬服用	人工呼吸が不要な COPD 増悪
中程度	70 歳以上，長期臥床，妊娠，進行がん，中心静脈カテーテル留置，ネフローゼ症候群，炎症性腸疾患，骨髄増殖性疾患	（安静臥床を要する）感染症，人工呼吸が必要な COPD，敗血症，心筋梗塞，うっ血性心不全（NYHA 分類Ⅲ，Ⅳ）
強い	DVT 既往，血栓性素因，下肢麻痺	麻痺を伴う脳卒中

〔肺血栓塞栓症/深部静脈血栓症（静脈血栓塞栓症）予防ガイドライン作成委員会：肺血栓塞栓症/深部静脈血栓症（静脈血栓塞栓症）予防ガイドラインダイジェスト版，第2版．メディカルフロントインターナショナルリミテッド．https://www.medicalfront.biz/html/06_books/01_guideline2/15_page.html（2017年9月14日閲覧）より引用〕

表 3-3　リスクレベルと静脈血栓塞栓症の発生率および対応する予防法

リスクレベル	下腿 DVT	中枢型 DVT	症候性 PE	致死性 PE	推奨予防法
低リスク	2%	0.4%	0.2%	0.002%	早期離床および積極的運動
中リスク	10〜20%	2〜4%	1〜2%	0.1〜0.4%	弾性ストッキングあるいは間欠的空気圧迫法
高リスク	20〜40%	4〜8%	2〜4%	0.4〜1%	間欠的空気圧迫法あるいは低用量未分画ヘパリン
最高リスク	40〜80%	10〜20%	4〜10%	0.2〜5%	低用量未分画ヘパリンと間欠的空気圧迫法併用あるいは低用量未分画ヘパリンと弾性ストッキングの併用

〔肺血栓塞栓症/深部静脈血栓症（静脈血栓塞栓症）予防ガイドライン作成委員会：肺血栓塞栓症/深部静脈血栓症（静脈血栓塞栓症）予防ガイドラインダイジェスト版，第2版．メディカルフロントインターナショナルリミテッド．https://www.medicalfront.biz/html/06_books/01_guideline2/05_page.html（2017年9月14日閲覧）より引用〕

管障害の患者さんはやはり高リスクとなっています（**表 3-2**）[4]．予防法の弾性ストッキングやフットポンプには褥瘡リスクがあり，ヘパリンやワルファリンには出血リスクがあります（**表 3-3**）[5]．

　DVT の予防には早期離床が最も理想的ですが，急性期においてはそうもいかないのが現実です．機械や薬任せにせず，リスクを知り，適切な予防方法が取られているか，看護にできる早期離床や積極的運動がおろそかになっていないか，常に検討していくことをシステム化しましょう．

④起立性低血圧

　起立性低血圧の ICD-10 における定義は，起立して 3 分間以内に収縮期血圧 20 mmHg 以上/拡張期血圧 10 mmHg 以上低下すること，とあります．脳血管障害の患者さんのように立位が取れない場

> ICD
> International Statistical Classification of Diseases and Related Health Problems：疾病および関連保健問題の国際統計分類
> ICD-10 は 10 回目の改定版．現在，我が国では ICD-10（2003 年版）が活用されている

合は端座位が同体位と考えます．原因はさまざまですが，脳血管障害，長期臥床例の場合は体位血圧反射の鈍化により起立性低血圧が生じるといわれています．私たちの体は寝ても，立っても血圧は一定です．よく考えてみると，血液は液体なのにいきなり立位を取っても重力で足に落ちていくことがないのは不思議です．これは頸動脈の頸動脈洞に頭が体の上に来たことをキャッチするセンサー（圧受容体）があるお陰です．このセンサーが起き上がったときに血管を収縮させる命令を出すので，私たちは起き上がるたびに低血圧にならずに済むのです．しかし，臥床（下肢を下垂しない状態）が続くことで，このセンサーの感度が鈍ります．脳血管障害の患者さんは発症と同時に脳圧の自動調節能も障害を受けますので複合的な症状になることもあるかもしれません．CEA（頸動脈内膜剥離術）後も同様のことが起こります．廃用を起こす前に離床を進めることは必要ですが脳血管障害の患者さんの場合はガイドラインにもあるように慎重に進め，再発予防の視点も同時にもつことが必要です．

　廃用症候群の予防はあくまで残存機能の維持・向上，ADL再獲得の準備段階にすぎません．本来患者さんがもっていたものを失わせないというだけです．障害をもち，新たな生活を獲得するための支援はその先にあります．それは看護だけでできることではなく，リハビリテーションだけに任せてよいものでもありません．多職種がそれぞれの機能を果たしてこそ成し得ることができます．看護師はその中心に患者さん，家族を置いて生きる力を身につけていくお手伝いができるよう努力していかなければなりません．

> **CEA**
> carotid endarterectomy：頸動脈内幕剥離術

脳血管障害再発予防

　脳血管障害の患者さんの再発率は未発症例と比較して高率であり，2次予防は必須の治療となっています．生活習慣を見直し，毎日の積み重ねが体を変え，リスクをコントロールすることになります．短期間ではなく，今後の人生において長期的に実施でき，習慣化されることが支援の目的です．病院にいるから実施できているというのでは生活に取り込み，身体変化するまで継続できるかどうかは不安が残ります．知識提供だけでは支援不足，ということです．個人の特性，生活習慣，介護力，療養環境，再発リスクとベネフィットを含めてその人にあった再発予防を提供することが看護師の役割

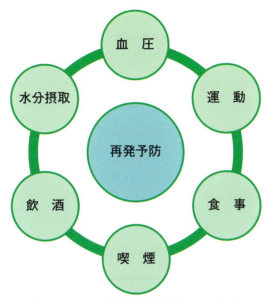

図 3-2　生活習慣に影響のある項目

といえるでしょう．再発予防に関する項目は数多くあるのですが，生活習慣に影響のある項目をいくつか説明します（図 3-2）．

①血　圧

　血圧コントロールの目標値は脳血管障害の患者さんの場合，診療室血圧 140/90 mmHg 未満，家庭血圧 135/85 mmHg 未満が目安[6]とされています．高血圧は脳血管障害における最大の危険因子といってもよいでしょう．国内における血圧治療の進歩が脳血管障害の発症を劇的に抑制したといわれ，1970 年代をピークに脳血管障害の死亡率は減少しています．その治療内容はおもに内服でのコントロールです．まずは確実な内服が必須であり，内服方法や阻害因子の除去，内服効果の判定も重要な観察項目です．Ca 拮抗薬とグレープフルーツの組み合わせが薬効阻害させることはよく知られていますが，患者さんは知らないことが多いです．しっかり内服していても実は効いてなかった，では元も子もありません．薬剤指導は薬剤師が行いますが，看護師もその内容を確認することは大切です．また，薬を飲んでいるから他は気にしなくても大丈夫と思う患者さんもいますので，塩分や体重も影響があるということも知識として提供する必要があります．血圧管理の重要性を理解してもらうことが何より重要なことではないでしょうか．一方で，僅かな数値変化

に敏感な人もいますので個人の特性を考慮することが大切です．

　運動をする目的は筋力やADLの維持，肥満防止など多岐にわたり，個人の特性に寄与するところが多いです．脳血管障害の患者さんに限らず，ある程度の筋力を維持することはADLを維持するだけではなく，基礎体力や抵抗力の維持にもつながります．また，栄養・水分摂取のもとになり（お腹が減らなければ食べれませんよね），血管の老化防止につながります．

　運動することの効果はたくさんありますが，体重コントロールをしなければならないと患者さん自身が思うポイントを押さえることが大事です．患者さんが意欲をみせている事柄について否定する必要はなく，何かを達成できたことで他の健康に関する対策への意欲につながることはよくあることです．ただ，「体重を減らしましょう」ではなく目的をしっかり設定し，「何kg減らす」というように患者さん自身も医療者も成果がみえるようにすることは目標管理においては重要なことです．少量の運動でも長期間持続させることで，ADLや身体変化のバロメーターになります．いつもやっていることができないと「あれ？」と思いますよね．

②食　事

　食事は糖尿病，高血圧，腎障害等疾患によりメニューが異なります．また，嚥下障害がある患者さん，経管栄養をしている患者さんでもコントロール指標が異なります．脳血管障害の患者さんでは血圧治療をしている人が多いですし，高齢になるほど複数の疾患を抱えています．栄養士の個別指導を家族と受けてもらい，自宅での具体的な実践方法について確認しておくことが必要です．体重コントロールをしたい場合は運動と合わせて考えてもらいたい内容です．標準体重や，BMIを計算し，患者さんに具体的数値を提示するのも一つの方法です（表3-4）．

　長年この体重でやってきた，これ以下にも以上にもなれない，ということもあるかもしれません．確かに脳血管障害となってしまっ

> **標準体重**
> 身長（m）×身長（m）×22（BMI標準値）

> **BMI（体格指数）**
> 体重（kg）÷（身長（m）×身長（m））

表3-4　BMI判定基準

やせ	正常	肥満	高度肥満
18.5未満	18.5～25	25～30	30以上

た患者さんですが，体重だけが脳血管障害の原因ではないはずですし，体質もあります．脂肪より，筋肉のほうが重いですし，高齢者は低栄養・低筋肉ですから食事だけで痩せようとすると低栄養が進行します．標準値に当てはめて指導するのではなく，やはり個別性を考慮することが必要でしょう．

③喫　煙

　喫煙している場合は必ず禁煙を勧めます．喫煙に関しては「少量ならよい」といった許容範囲はありません．周囲への影響も少なくなく，まさに百害あって一利なしです．

　しかし，喫煙か禁煙かを決めるのは患者さんです．医療者は禁煙できないことを残念に思いますが，それだけで患者さんへの再発予防への意欲や理解を評価することはできません．退院後に「やっぱりやめたよ」という人がいて，驚かされることもあります．人が行動を起こす理由は本当に計り知れないと実感する例です．医師から直接指導されることが効果的であることが多いようです．命を預けている人という感覚なのでしょうか．反対に子や孫にいわれてやめたという人もいます．「できる限りのことをやってみる」という気持ちが伝わることもあると思います．

④飲　酒

　飲酒は喫煙と異なり，完全に禁止を勧める EBM はありません．1次予防においては少量飲酒群の脳血管障害の発症率は飲酒をまったくしない群と比較して低いというデータ[7]もあります．

　高血圧，糖尿病などの既往がある場合は飲酒することで再発リスクは高まります．脳血管だけでなく，全身への影響を考慮し，ビール 350 mL/日程度にとどめ，2 日/週は休肝日をつくること，そして機会飲酒でも急激で多量の飲酒は禁止するよう筆者は指導しています．

　嗜好品に関しては，「これだけはやめられない」とよくいわれますが，本当にやめられない人は少なく，「やめたくない」というのが本音でしょう．やめることは「自分で自分のことが決められない」「自己決定権が侵される」といった自己を否定されているようなアイデンティティ（自己概念）の"プチ崩壊"と感じるのかもしれません．医療者側は再発予防の話をしているのですが，患者さんはい

つの間にか問題をすり替えて考えてしまうようです．

　指導は「する側」と「される側」に分かれますが，この立場の違いは「される側」によりストレスがかかるように思います．そこで，できるだけ気軽な会話の中で指導しようと「する側」は配慮します．そうしたやりとりの中でいつの間にか指導から指摘・注意になってしまうのかもしれません．一方的な押し付けは指導ではありません．相手は大人です．多くは人生の先輩，年上の方々です．その特性を考慮したうえで指導することが大切です．できるだけ家族と一緒に聞いてもらい，直接禁止を伝えるのではなく，再発予防の障害になるという知識を提供し，患者さんにどうするか決めてもらうことを指導時には心がけることが大切です．

⑤水　分

　水分摂取は通常の食事にも水分は含まれていますし（約60％），身体機能とのバランスが重要です．また，季節で必要量が左右されますので適正な量をわかりやすく説明することは難しい作業です．

　一般的に1日の必要水分量は排泄される水分量から代謝水を引いたもので，1500〜2000 mL[8]といわれています．また，人の体内の水分量は体重の約60％ですが，年を重ねるごとに減少していきますので，その年齢差を加味し，日本人の平均体重で1 kg当たりの水分量を割ると25〜55歳では35 mL×体重が1日の必要水分量（**表3-5**）となります．あくまで，平均体重からの算出であり，腎機能，心機能，不感蒸泄（汗など）量や排泄（尿，便）量でその都度修正を加えることが必要であり，必要最低限の量であることを忘れないようにしましょう．

　自宅で患者さんたちが水分を適切に管理するのは難しいですが，食事・飲水のタイミングと量と内容，つまり生活パターンを把握することである程度は管理することができます．水分不足による血管内脱水は循環血液量の減少，血管抵抗の低下を招き高血圧，動脈硬

表3-5　年齢別必要水分量

25〜55歳	35 mL/kg/日
56〜65歳	30 mL/kg/日
66歳〜	25 mL/kg/日

化，動脈狭窄のある患者さんでは脳梗塞を引き起こす原因となります．単なる体調不良でも転倒，頭部外傷にもなりやすく，慢性硬膜下血腫の発症にもつながります．在宅での過ごし方を具体的に示してもらい，必要な水分が取れる生活スタイルであるかどうかを患者・家族と一緒に考えます．考えるには自分の体について知っていることが必要であり，それを実際の生活にどう反映させるのかを見守ることが看護師の役割といえます．適切なやり方であるか，そうでないかの判定も患者さん自身でできるようにするとより管理能力は高まります．自分たちで考えて決めたことのほうが生活する中で積み重ねる達成感となり，より長く，楽しく続けられるのではないでしょうか．

在宅における再発予防は，患者・家族による自己管理が必須です．地域医療，外来診療はそれを助けるだけです．結局は自己管理が患者さんをよくも悪くもしてしまいます．看護師はその自己管理能力獲得に対する支援をあきらめるわけにはいきません．入院中にできなくても外来での継続指導や地域看護への継続を行うことが大切です．時間がかかる例も多くありますが，なるべく長く，安全で楽しく在宅生活を続けてもらえることが一番の成果です．

病気にならない．このことがどれだけ大切であるか患者さんたちは看護師以上にわかっているはずです．「どうしたらいいのか」という患者さんの疑問に答え，「自分でやるしかないんだ」と感じてもらうことが指導の第一歩といえるでしょう．

4　ICF モデル

> **POINT**
> - ICF モデルでは，その人の障害も個性と考える
> - 「健康状態」とは，心身機能・構造，ADL，社会・家庭での役割が関連し合う状態
> - 支援するときには，「"人"をどうみるのか？」という概念が重要

ICF モデル

　ICF モデルは 2001 年に WHO が制定したもので，健康・障害・生活の関連性，その考え方を図式化したものです（図 4-1）．ICF そのものは障害・健康に関する 1424 の項目からなる分類であり，その活用は難解です．しかし，このモデル図はその概略を簡潔かつ的確に示した健康や障害の考え方の基礎・概念となるものです．この図だけで脳血管障害の患者さんへの支援の方針を打ち出すことができるのです．そのため，職種を超えた共通言語として広まりつつあります．

　その特徴は，障害さえもその人の個性・機能と考え，その人それぞれの現在の健康とは何かを改めて考えるところにあります．ここでいう「健康状態」とは，今もっている心身機能・構造，行ってい

> **ICF**
> International Classification Of Functioning, Disability and Health：国際生活機能分類

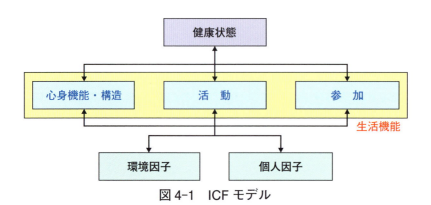

図 4-1　ICF モデル

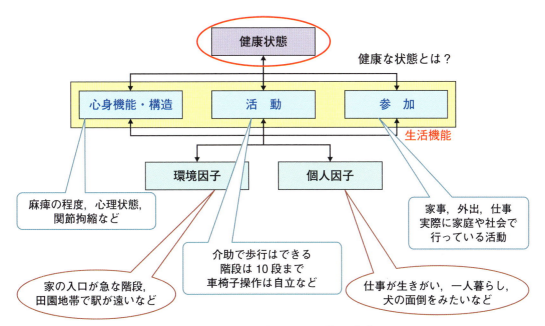

図 4-2　ICF で使われる言葉の定義

る，あるいは行うことができる ADL（活動），社会や家庭内における役割（参加）が理想的に関連し合うことで成立するものです．ICF モデルではそれらに影響を与える因子として，環境と個人を挙げています．言葉の定義について例を挙げてみてみましょう（図4-2）．

ICF モデルの応用

症例を通して ICF モデルを支援計画にどのように活用するか考えてみましょう（図4-3）．

事　例

▶ 概　要
- 70歳代，男性
- 脳梗塞（左放線冠），既往に COPD あり
- 右不全麻痺あり，失語症なし
- 血圧は 130/70 mmHg 台で経過し，発熱なし．SPO_2 は酸素投与なしで 93〜94％で経過
- リハビリテーションは午前・午後約1時間ずつ参加しているが，

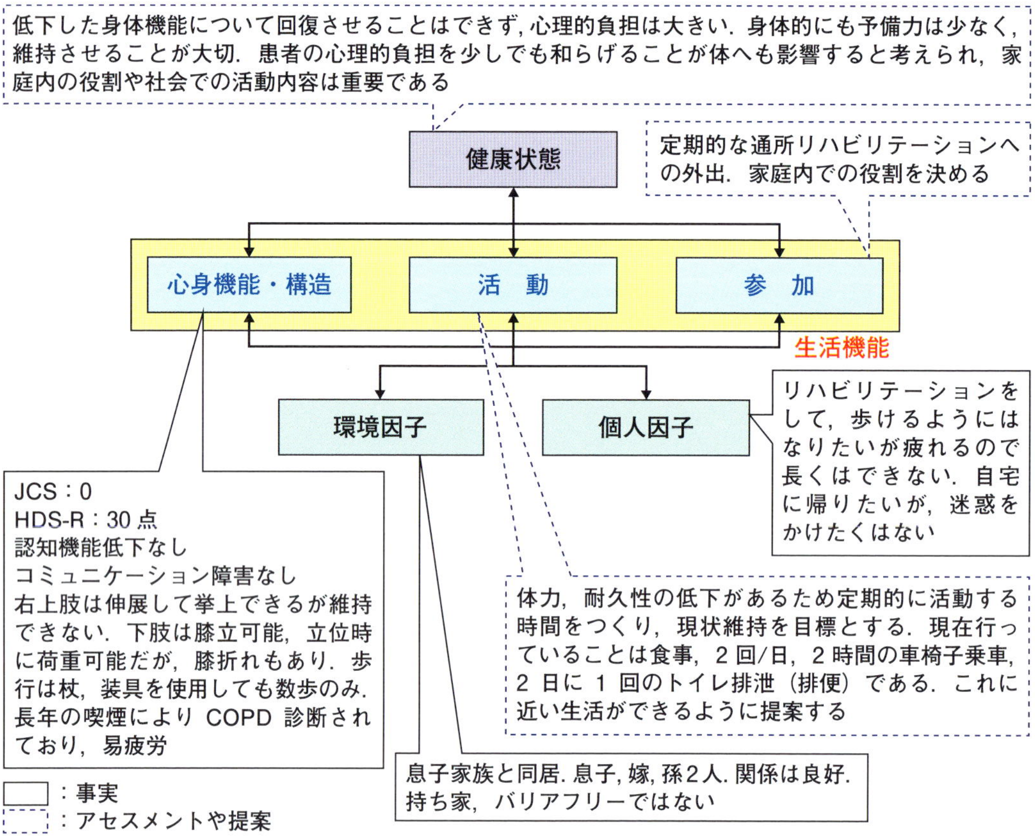

```
┌─────────────────────────────────────────────────────────────┐
│ 低下した身体機能について回復させることはできず，心理的負担は大きい．身体的にも予備力は少なく， │
│ 維持させることが大切．患者の心理的負担を少しでも和らげることが体へも影響すると考えられ，家 │
│ 庭内の役割や社会での活動内容は重要である                                     │
└─────────────────────────────────────────────────────────────┘
```

図4-3 ICFの活用例

疲労が強く，病棟では臥床傾向でADLはほぼ全介助
・息子夫婦と同居しており，自宅退院予定

　ICFは概念です．つまり，考え方の基礎となるものです．過剰な器具やサービスが参加や活動を制限してしまったり，環境や個人因子を考慮せず計画だけで終わってしまったりということが，今までの経験から思い当たるのではないでしょうか．経験値で理解できていたことを誰もがわかりやすく，しかも支援計画に応用できるようにモデル化したことに大きな意義があります．それほど難しく考える必要はありませんので，まずは活用してみましょう．

5 機能変化と心理状態

> **POINT**
> - 障害に対する考え方は，個人特有の経過をたどる
> - 患者の回復過程を考慮した評価設定を行う
> - 受容できなくても，適応できれば再出発できる

発症から回復期まで

　脳血管障害を発症し，後遺症が残った．ひと言でいってしまえば簡単ですが，この発症から後遺症，つまり治らないものとして，自分の新たな機能として自覚できるようになるまでには長い時間がかかります（**図5-1**）．突然発症し，わからないままに入院し，治療が始まるがなかなか体は戻らない．周りはリハビリテーションをしましょうというのでやれば治るのかと思っていたが，どうやら完全には治らないようだと何となく気がつく．周りをみても同じような人がいる．自覚しても実感するのはこのあとではないでしょうか．今までできていたことができない，練習してもできない，このことは，院外に出ると顕著に感じるのではないでしょうか．病院という

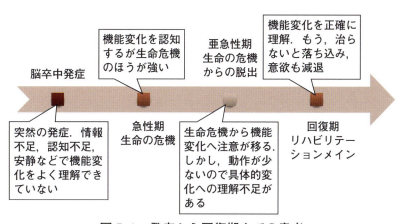

図5-1　発症から回復期までの患者

隔離された環境ではなく，外の世界に出ることで自分は以前と違うんだということを実感させられるのではないでしょうか．

　果たして，障害に「受容」はあるのでしょうか．慣れていくだけの「適応」しかないのか．筆者にはわかりませんが，どちらの理論も存在します．その人の負った障害に対する考え方はさまざまであり，個人特有の経過をたどります．重要な因子として年齢，性別，宗教や知識，学習能力，疾患そのものの病態，予後，疼痛の有無，また家族の考え方，態度，経済状況などたくさんの環境因子に左右されます．理論の通りに思考過程が進むとは限らず，進んだり戻ったりもします．患者自身だけでなく，重要他者について知ることも障害受容（適応）には必要です．

　多くの患者さんは自分の中で何とか折り合いをつけていき，医療者の直接的支援が必要な例は少ないです（気がついていないだけかもしれませんが…）．しかし，患者さんがどんな思いでいるのかを察することができるかできないかは大きな違いであり，かける言葉や家族への対応も違うものになると思います．

自己効力感

　脳血管障害の患者さんの回復は長期に渡ります．最初の1ヵ月で目に見えて回復しますが，その後はゆっくりとした回復過程に入り，月単位，年単位での回復となります．自分自身への期待が高すぎると挫折感も大きくなります．1週間〜1月単位での評価設定は，看護やリハビリテーションの実績でもありますが，患者さんの回復過程に見合った期間を考慮し，次の成果達成のための患者さんの効力感（やればできると思うこと）を引き出す効果があります．

　自己効力感は社会認知理論の中でBanduraが提唱[9]したものです．これは，①成功体験，②他人の成功体験，③言語的説得，④生理的・情動的状態の4つの情報源から形成されるとしています（図5-2）．成功体験は自己の成功です．何かにチャレンジして達成した，という体験が次のチャレンジにつながることはよく経験することです．この現象は似たような状況にある他人の成功体験でも効力感に影響があるとされています．同じ脳血管障害の患者さん，同室者，著名人や最近ならSNSでも他人の成功体験を共有することができます．

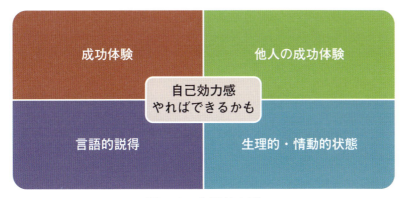

図5-2　自己効力感

　言語的説得とはほめられることです．定期的な評価，成果の確認は患者さんと共有すべきものなのです．リハビリテーションのセラピストからの評価も効果があります．目標を共有し，意図的な言語提供まで行えればこれもチーム医療です．

　生理的・情動的状態とは，やってみたら気分が良かった，落ち込んでいた気分が高揚した，リラックスできたなどのプラスの精神的変化が効力感を刺激するとされています．何か1つの情報源だけで効力感が生まれるのではなく，ある程度の組み合わせで成立するとされています．どの情報源がその人にとって効果的であるのか観察し，意図的に提供できるよう計画することも患者支援の一つです．情報源を提供するためだけの看護計画という意味ではありません．通常計画している看護計画の中の介入に一つ「成果をきちんと伝える，セラピストからも伝えてもらう」，評価指標に「やってみようと思うと発言がある」など自己効力感の考え方を応用させることで，何となくやっていたことが具体的心理的支援となるのではないでしょうか．

　難しい理論もたくさんありますが，まずは一つ選んで学んでみませんか．患者さんや家族の態度や言葉が違った角度で見えてきます．自分だけの考えで行き詰ることも減るかもしれません．

引用文献
1) 林裕子：開・閉眼状態の姿勢変化が脳活動におよぼす影響．日本脳神経看護研究学会誌 31(2)：109-116, 2009
2) 沖田実編：関節可動域制限—病態の理解と治療の考え方．三輪書店, pp49-59, 2008

3）肺血栓塞栓症/深部静脈血栓症（静脈血栓塞栓症）予防ガイドライン作成委員会：肺血栓塞栓症/深部静脈血栓症（静脈血栓塞栓症）予防ガイドラインダイジェスト版，第2版．メディカルフロントインターナショナルリミテッド，https://www.medicalfront.biz/html/06_books/01_guideline2/13_page.html（2017年9月14日閲覧）
4）前掲書3）https://www.medicalfront.biz/html/06_books/01_guideline2/15_page.html（2017年9月14日閲覧）
5）前掲書3）https://www.medicalfront.biz/html/06_books/01_guideline2/05_page.html（2017年9月14日閲覧）
6）日本高血圧学会高血圧治療ガイドライン作成委員会編：高血圧治療ガイドライン2014電子版．日本高血圧学会，2014
7）日本脳卒中学会脳卒中ガイドライン委員会，小川彰，出江紳一，他編：脳卒中診療ガイドライン2015．協和企画，p38，2015
8）東口髙志編：「治る力」を引き出す 実践！ 臨床栄養．医学書院，p109，2010
9）田村綾子，坂井信幸，橋本洋一郎編：脳卒中看護実践マニュアル．メディカ出版，pp146-148，2009

参考文献
1）小林絵里佳：らくらく簡単！ リハビリテーションの方法．BRAIN NURSING 27（5）：472-478，2011
2）鈴木和子，渡辺裕子：家族看護学—理論と実践．日本看護協会出版会，1995
3）東口髙志編：「治る力」を引き出す 実践！ 臨床栄養．医学書院，2010
4）大川弥生：「よくする介護」を実践するためのICFの理解と活用—目標指向的介護に立って．中央法規出版，2009
5）沖田実編：関節可動域制限—病態の理解と治療の考え方．三輪書店，2008

索引

数字・欧文

3H療法　100, 101
ABCDEアプローチ　70
A-Com　105
ADL再獲得　124
BAD　15
CEA　128
CPSS　22
CSWS　102
CT　86, 96
DOAC　60
DVT　126
DWI　38
FAST　23
FLAIR　38
FNテスト　83
GCS　29, 30
ICF　136
ICFモデル　134
IC-PC　105
IMT　40
ISLSアルゴリズム　71, 72
JCS　29, 30
MCA　105
MRA　40
MRI　72, 100
mRS　24
MRアンギオグラフィー　40
NIHSS　24
NOAC　60
OT　55
PT　55
ROM　115
SAH　95, 98, 99, 102, 110
ST　55
T1強調画像　38
T2*　40
T2強調画像　38
TIA　17
t-PA　73, 100
t-PA静注療法　48, 49
WFNS分類　111

あ

アテローム血栓性脳梗塞　15, 80
アテローム梗塞　80
アミロイド血管症　90
アルガトロバン　48

い

一過性脳虚血発作　17
飲酒　131

う

ウェルニッケ・マン肢位　25
運動失調　9, 28
運動性失語　29
運動野　4

え

エダラボン　49
嚥下障害　130
延髄　8
延髄外側症候群　8
延髄梗塞　8

お

オーバードレナージ　107
オザグレルナトリウム　48

か

下位運動ニューロン　25
開頭クリッピング術　62, 96
拡散強調画像　38
家族　121, 122
片麻痺　26
感覚性失語　29
感覚野　4
関節拘縮　115, 125
観念運動失行　31
観念失行　32
顔面神経麻痺　28

き

喫煙　131
急性期看護　68
急性期リハビリテーション　78
急性水頭症　83, 94
橋　8
協調運動障害　9
共同偏視　30, 31
起立性低血圧　127
禁煙　131

く

くも膜下腔　107
くも膜下出血　12, 95
くも膜顆粒　107
グラスゴー・コーマ・スケール　29, 30

け

頸動脈エコー　40
頸動脈狭窄症　64
頸動脈超音波検査　40
頸動脈内膜中膜複合体厚　40
頸動脈内膜剥離術　64, 128
血管内治療　74, 102
血小板血栓　16
血栓　16
血栓回収療法　52
血栓溶解療法　49
言語聴覚士　55

こ

コイル塞栓術　62
構音障害　29
口角下垂　81
高血圧　129

抗血小板薬　60
高次脳機能障害　31, 70
後大脳動脈　6
後頭葉　4, 90
項部硬直　25, 27
骨密度　125

さ

再出血リスク　86
再発予防指導　124
再破裂防止　96
サイフォンの原理　108
作業療法士　55

し

自己効力感　138
四肢麻痺　26
システム　122
失語　29
失行　31
失調　83
ジャパン・コーマ・スケール　29, 30
終末期　96
粥腫　40
出血性梗塞　37
受容　138
上位運動ニューロン　25
小脳　9
褥瘡　126
除脳硬直　29, 30
除皮質硬直　29, 30
心原性脳塞栓症　16, 80
進行性脳梗塞　18
シンシナティ病院前脳卒中スケール　22
深部静脈血栓症　126
心房細動　16

す

錐体外路　9, 82
錐体路　81
水分摂取　132
頭蓋内圧亢進状態　90
ステント留置術　64, 65
スパイナルドレナージ　100
スパズム　99

スパズム改善療法　100
スパズム期　98

せ

正中偏位　34, 92
舌偏位　81
全失語　29
前大脳動脈　6
前頭葉　4, 90

そ

塞栓　16
側頭葉　4, 90
側脳室　106

た

体位血圧反射　128
第三脳室　106
大脳　3
大脳基底核　9
第四脳室　107
淡蒼球　9
単麻痺　26

ち

地域医療連携クリティカルパス　57
着衣失行　32
中枢神経系　2
中大脳動脈　6
中脳　8
中脳水道　107

つ

椎骨動脈　5
対麻痺　26

て

低栄養　131
適応　138

と

頭頂葉　4, 90
動脈注射　102
同名半盲　26
ドレナージ　107

な

内頸動脈　5
内包　89

の

脳幹　8
脳幹出血　12
脳血管撮影　43
脳血管内治療　61
脳梗塞　70, 115
脳室　106
脳室ドレナージ　106, 108, 109
脳出血　11, 86
脳神経　8
脳脊髄液　107
脳槽　106, 107
脳槽ドレナージ　106, 108, 109
脳動脈瘤破裂　12
脳の自動調節能　75
脳浮腫　87
脳ヘルニア　75

は

背面開放座位　114
廃用　79
廃用症候群　124, 128
バビンスキー徴候　30
バレー徴候　25, 26
半側空間無視　32
半側視空間失認　32

ひ

被殻　9, 89
皮質下出血　90
尾状核　9
鼻唇溝　81
左半球　92
左被殻脳出血　91

ふ

フィブリン血栓　16
フォーマルサービス　123
プラーク　40
分枝粥腫型梗塞　15

へ
平均体重　132
ペナンブラ　47

ま
マジャンディ孔　107
末梢神経系　2

み
右小脳脳出血　93

も
モンロー孔　106

ら
ラクナ梗塞　14, 80

り
理学療法士　55
リスクファクター　19, 61
リハビリテーション　68

倫理的配慮　123

る
ルシュカ孔　107

わ
ワルファリン　60
ワレンベルグ症候群　8, 85

超実践！ 脳血管障害パーフェクトガイド
―ビジュアルで理解し，事例で確認できる―

2017 年 10 月 25 日発行　　　　　　　　　第 1 版第 1 刷 ⓒ

監修者　中嶋秀人（なかじま ひでと）

著　者　中嶋秀人（なかじま ひでと），小林絵里佳（こばやし えりか）

発行者　渡辺嘉之

発行所　株式会社 総合医学社
　　　　〒101-0061　東京都千代田区三崎町 1-1-4
　　　　電話 03-3219-2920　FAX 03-3219-0410
　　　　URL：http://www.sogo-igaku.co.jp

Printed in Japan　　　　　　　　　　　　シナノ印刷株式会社
ISBN978-4-88378-657-2

・本書に掲載する著作物の複製権・翻訳権・上映権・譲渡権・公衆送信権（送信可能化権を含む）は株式会社総合医学社が保有します．

・JCOPY ＜（社）出版者著作権管理機構 委託出版物＞
本書を無断で複製する行為（コピー，スキャン，デジタルデータ化など）は，「私的使用のための複製」など著作権法上の限られた例外を除き禁じられています．大学，病院，企業などにおいて，業務上使用する目的（診療，研究活動を含む）で上記の行為を行うことは，その使用範囲が内部的であっても，私的利用には該当せず，違法です．また私的使用に該当する場合であっても，代行業者等の第三者に依頼して上記の行為を行うことは違法となります．複写される場合は，そのつど事前に，JCOPY（社）出版者著作権管理機構（電話 03-3513-6969，FAX 03-3513-6979，e-mail：info@jcopy.or.jp）の許諾を得てください．